全国中医药专业技术资格考试通关系列

中西医结合内科专业（中级）押题秘卷

全国中医药专业技术资格考试命题研究组　编

全国百佳图书出版单位
中国中医药出版社
·北 京·

图书在版编目（CIP）数据

中西医结合内科专业（中级）押题秘卷/全国中医药专业技术资格考试命题研究组编 . —北京：中国中医药出版社，2022.9

全国中医药专业技术资格考试通关系列

ISBN 978 – 7 – 5132 – 7747 – 1

Ⅰ.①中… Ⅱ.①全… Ⅲ.①中西医结合 – 内科学 – 资格考试 – 习题集 Ⅳ.①R5 – 44

中国版本图书馆 CIP 数据核字（2022）第 152692 号

中国中医药出版社出版

北京经济技术开发区科创十三街 31 号院二区 8 号楼

邮政编码 100176

传真 010 – 64405721

河北省武强县画业有限责任公司印刷

各地新华书店经销

开本 787×1092 1/16 印张 9.25 字数 223 千字

2022 年 9 月第 1 版 2022 年 9 月第 1 次印刷

书号 ISBN 978 – 7 – 5132 – 7747 – 1

定价 42.00 元

网址 www.cptcm.com

服 务 热 线 010 – 64405510

购 书 热 线 010 – 89535836

维 权 打 假 010 – 64405753

微信服务号 zgzyycbs

微商城网址 https://kdt.im/LIdUGr

官 方 微 博 http://e.weibo.com/cptcm

天猫旗舰店网址 https://zgzyycbs.tmall.com

如有印装质量问题请与本社出版部联系（010 – 64405510）

使用说明

　　为进一步贯彻人力资源和社会保障部、国家卫生健康委员会及国家中医药管理局关于全国卫生专业技术资格考试的有关精神，进一步落实中医药专业技术资格考试的目标要求，国家中医药管理局人事教育司委托国家中医药管理局中医师资格认证中心颁布了最新版《全国中医药专业技术资格考试大纲》。

　　为了配合新大纲的实施，帮助考生顺利通过考试，我们组织高等中医药院校相关学科的优秀教师团队，依据新大纲编写了相应的《全国中医药专业技术资格考试通关系列》丛书。

　　本书含3套标准试卷，按照最新版大纲的要求编写，根据历年真卷筛选出易考易错题，通过对历年真卷考点分布的严格测算进行设计，力求让考生感受最真实的全国中医药专业技术资格考试命题环境，使考生在备考时和临考前能够全面了解自身对知识的掌握情况，做到查缺补漏、有的放矢。同时供考生考前自测，通过练习熟悉考试形式、掌握考试节奏、适应考试题量、巩固薄弱环节，确保考试顺利通过。

目　录

全国中医药专业技术资格考试

中西医结合内科专业（中级）押题秘卷（一）

考试日期： 年 月 日

考生姓名：＿＿＿＿＿＿

准考证号：＿＿＿＿＿＿

考　　点：＿＿＿＿＿＿

考 场 号：＿＿＿＿＿＿

一、A1 型题

> **答题说明**
> 以下每一道考题下面有 A、B、C、D、E 五个备选答案。请从中选择一个最佳答案。

1. "症状"的概念是
   A. 疾病的个别现象
   B. 疾病总过程的病理概括
   C. 疾病过程中的综合表现
   D. 疾病的全过程
   E. 疾病某一阶段的病理概括

2. "阴胜则阳病"指的是
   A. 阴损及阳,导致阴阳两虚
   B. 阴寒过盛,导致阳气损伤
   C. 阴盛格阳,使得虚阳外越
   D. 阳气亢盛,消灼人体阴液
   E. 阳气不足,导致阴气偏胜

3. 属于"子病犯母"的是
   A. 脾病及肺
   B. 脾病及肾
   C. 肝病及肾
   D. 肝病及心
   E. 肺病及肾

4. 肺"通调水道"功能正常的生理基础是
   A. 肺输精于皮毛
   B. 肺主宣发和肃降
   C. 肺主一身之气
   D. 肺朝百脉
   E. 肺司呼吸

5. 肝能调畅情志的依据是
   A. 贮藏血液
   B. 肝藏魂
   C. 肝主疏泄
   D. 肝用阳
   E. 调节血量

6. 气机指的是
   A. 气的变化
   B. 气的升降
   C. 气的运动
   D. 气、血、津液等物质的互化
   E. 运动形式

7. 七情内伤致病,可直接伤及内脏。最易伤及的脏是
   A. 心、脾、肺
   B. 心、肺、肝
   C. 肺、脾、肾
   D. 肝、脾、肾
   E. 心、肝、脾

8. 发病的重要条件是
   A. 正气不足
   B. 邪盛而正未衰
   C. 邪气
   D. 正气与邪气的斗争
   E. 正衰邪盛

9. 不属于疾病基本病机的是
   A. 邪正盛衰
   B. 气血失常
   C. 外感六淫
   D. 阴阳失调
   E. 津液代谢失常

10. 人体是一个有机整体,其中心是
    A. 经络
    B. 六腑
    C. 奇恒之腑
    D. 形体官窍
    E. 五脏

11. 孤府指的是
    A. 胃
    B. 心包
    C. 胆
    D. 三焦
    E. 膀胱

12. 肾为气之根,主要指的是
    A. 肾为五脏阳气的根本
    B. 主水液的蒸腾气化作用
    C. 主膀胱的气化开合作用
    D. 摄纳肺吸入清气的作用
    E. 为一身气化功能的根本

13. "虚则补之,实则泻之"所属的治法是
    A. 逆治法
    B. 从治法
    C. 治标法
    D. 反治法
    E. 三因制宜

14. "气归精,精归化"之"气"是指
    A. 药食之气
    B. 卫气
    C. 人体之气
    D. 肾气
    E. 药物之气

15. 《素问·脉要精微论》认为,诊法常以何时
    最适宜
    A. 鸡鸣
    B. 平旦
    C. 日中
    D. 日西
    E. 合夜

16. 小青龙汤证与桂枝加厚朴杏子汤证均见
    喘,其主要区别在于
    A. 有无表证

B. 有无内热
C. 有无水饮
D. 有无烦躁
E. 有无呃逆

17. "伤寒七八日,身黄如橘子色,小便不利,腹
    微满"适宜用
    A. 麻黄连翘赤小豆汤
    B. 抵当汤
    C. 茵陈蒿汤
    D. 栀子柏皮汤
    E. 小柴胡汤

18. 不属于厥阴病提纲证的是
    A. 消渴
    B. 饥而不欲食
    C. 气上撞心
    D. 下利不止
    E. 心中疼热

19. 原文"大病差后,劳复者",用下列何方治疗
    A. 竹叶石膏汤
    B. 栀子厚朴汤
    C. 栀子甘草汤
    D. 牡蛎泽泻散
    E. 枳实栀子汤

20. 刚痉、柔痉的临床鉴别点是
    A. 口渴与口不渴
    B. 发热无汗与发热汗出
    C. 恶风与不恶风
    D. 发热与不发热
    E. 抽搐有力与无力

21. 《金匮要略》所论"肺胀"的病机是
    A. 上焦虚寒,肺气郁闭
    B. 风热犯肺,肺气胀满
    C. 饮阻气逆,肺失肃降
    D. 痰浊阻肺,气道不利

E. 外寒内饮,肺失宣肃

E. 竹叶

22. "肝着,其人常欲蹈其胸上,先未苦时,但欲饮热",其病机属

A. 肝气郁结

B. 瘀血内阻

C. 肝经气血郁滞

D. 水停胸胁

E. 饮阻胸膈

27. 具有祛痰止咳功效的药物是

A. 牵牛子

B. 甘遂

C. 大戟

D. 芫花

E. 商陆

23. 身热,烦躁不安,胸膈灼热,唇焦咽痛,口干便秘,舌红苔黄,脉滑数。证属

A. 肺热壅盛

B. 热灼胸膈

C. 肺热腑实

D. 邪热犯胃

E. 热郁少阳

28. 旋覆花的主治病证是

A. 胃寒呕吐

B. 胃热呕吐

C. 妊娠呕吐

D. 气逆呕吐

E. 胃虚呕吐

24. 下列哪一组症状不属于湿温湿遏卫气证的表现

A. 身热不扬,午后较显

B. 头重如裹,身重肢倦

C. 寒热往来,身痛有汗

D. 胸闷脘痞,口不渴饮

E. 苔白腻,脉濡缓

29. 下列各项,不属厚朴功效的是

A. 行气

B. 活血

C. 燥湿

D. 消积

E. 平喘

25. 具有疏肝解郁行气功效的药物是

A. 薄荷

B. 牛蒡子

C. 蝉蜕

D. 桑叶

E. 菊花

30. 茯苓与薏苡仁的共同功效是

A. 利水渗湿安神

B. 利水渗湿除痹

C. 利水渗湿通乳

D. 利水渗湿解毒

E. 利水渗湿健脾

31. 陈皮具有的功效是

A. 疏肝解郁,化湿止呕

B. 温肺化痰,行气止痛

C. 理气健脾,燥湿化痰

D. 理气调中,温肾纳气

E. 温经散寒,行气活血

26. 内服能够清热泻火、除烦止渴,火煅外用能够敛疮生肌、收湿、止血的药物是

A. 石膏

B. 知母

C. 栀子

D. 芦根

32. 既能消食健胃,又能回乳消胀的药物是

A. 神曲

B. 山楂

C. 谷芽

D. 麦芽

E. 鸡内金

33. 能"行血中气滞,气中血滞,专治一身上下诸痛"的药物是

A. 羌活

B. 延胡索

C. 白芷

D. 郁金

E. 川芎

34. 能破血除痹,长于治疗风湿肩臂疼痛的药物是

A. 川芎

B. 羌活

C. 鸡血藤

D. 桑枝

E. 姜黄

35. 麝香内服的用量是

A. 0.03 ~ 0.1g

B. 0.3 ~ 0.6g

C. 0.1 ~ 0.2g

D. 0.002 ~ 0.004g

E. 0.001 ~ 0.003g

36. 白扁豆具有的功效是

A. 补脾益气

B. 益气养阴

C. 补脾和中,化湿

D. 健脾利水

E. 补气升阳

37. 既固精缩尿,又补益肝肾、明目的药物是

A. 山茱萸

B. 覆盆子

C. 金樱子

D. 莲子

E. 芡实

38. 下列各项,不属于和法范畴的是

A. 表里双解

B. 调和营卫

C. 消食和胃

D. 分消上下

E. 透达膜原

39. 败毒散的功用是

A. 益气解表,理气化痰

B. 益气解表,祛湿和胃

C. 散寒祛湿,益气解表

D. 疏散风寒,理气和中

E. 宣肺降气,清热化痰

40. 下列泻下剂组成中不含有大黄的是

A. 调胃承气汤

B. 麻子仁丸

C. 黄龙汤

D. 温脾汤

E. 济川煎

41. 大柴胡汤的主治病证是

A. 少阳阳明合病

B. 太阳少阳合病

C. 太阳阳明合病

D. 太阳少阴合病

E. 阳明厥阴合病

42. 吴茱萸汤的功用是

A. 温中补虚,降逆止痛

B. 温补气血,缓急止痛

C. 温中补虚,和里缓急

D. 温中补气,和里缓急

E. 温中补虚,降逆止呕

43. 补中益气汤中配伍黄芪的用意是

A. 补气固表

B. 补气升阳

C. 补气生血

D. 补气行水

E. 补气活血

44. 天王补心丹中配伍茯苓的用意是

A. 利水

B. 宁心

C. 健脾

D. 渗湿

E. 消痰

45. 具有降逆止呃、益气清热功用的方剂是

A. 苏子降气汤

B. 橘皮竹茹汤

C. 丁香柿蒂汤

D. 旋覆代赭汤

E. 清气化痰丸

46. 具有活血祛瘀、疏肝通络功用的方剂是

A. 七厘散

B. 生化汤

C. 复元活血汤

D. 身痛逐瘀汤

E. 加味逍遥散

47. 下列方剂组成中含有甘草的是

A. 暖肝煎

B. 一贯煎

C. 消风散

D. 桑杏汤

E. 真武汤

48. 具有清燥润肺、养阴益气功用的方剂是

A. 桑杏汤

B. 麦门冬汤

C. 养阴清肺汤

D. 百合固金汤

E. 清燥救肺汤

49. 实脾散组成中含有的药物是

A. 茯苓皮、大腹皮

B. 炮附子、炙甘草

C. 草豆蔻、白术

D. 炮干姜、小茴香

E. 大腹皮、木瓜

50. 具有理气化痰、和胃利胆功用的方剂是

A. 二陈汤

B. 温胆汤

C. 大柴胡汤

D. 半夏泻心汤

E. 蒿芩清胆汤

二、B1 型题

答题说明

以下提供若干组考题,每组考题共用在考题前列出的 A、B、C、D、E 五个备选答案。请从中选择一个与问题关系最密切的答案。某个备选答案可能被选择一次、多次或不被选择。

(51~52 题共用备选答案)

A. 怒

B. 喜

C. 悲

D. 恐

E. 思

51. 喜所胜的是

52. 恐所胜的是

(53~54 题共用备选答案)

A. 阴盛则寒

B. 阴损及阳

C. 阳虚则寒

D. 阴盛格阳

E. 阳盛格阴

53. 邪热内盛,反见寒象的病机是

54. 阴寒内盛,反见热象的病机是

(55~56 题共用备选答案)

A. 心

B. 脾

C. 肝

D. 肺

E. 肾

55. "主治节"的脏是

56. "主血脉"的脏是

(57~58 题共用备选答案)

A. 暑

B. 风

C. 燥

D. 湿

E. 寒

57. 易侵犯上部的病邪是

58. 易侵犯下部的病邪是

(59~60 题共用备选答案)

A. 因地制宜

B. 因时制宜

C. 祛除邪气

D. 治病求本

E. 因人制宜

59. 痰涎壅塞的治疗原则是

60. 里热极盛,反见四肢发凉的治疗原则是

(61~62 题共用备选答案)

A. 风

B. 寒

C. 湿

D. 火

E. 热

61. 诸病有声,鼓之如鼓,皆属于

62. 诸病胕肿,疼酸惊骇,皆属于

(63~64 题共用备选答案)

A. 肾气盛,齿更发长

B. 任脉通,太冲脉盛,月事以时下

C. 肾气实,发长齿更

D. 筋骨坚,发长极,身体盛壮

E. 阳明脉衰,面始焦,发始堕

63. 女子七岁的生理表现是

64. 女子五七的生理表现是

(65~66 题共用备选答案)

A. 心下痞硬,干噫食臭

B. 身热不去,心中结痛

C. 心下痞硬满,干呕,心烦不得安

D. 心下痞硬,噫气不除

E. 小结胸病,正在心下,按之则痛

65. 小陷胸汤主治

66. 旋覆代赭汤主治

(67~68 题共用备选答案)

A. 大柴胡汤

B. 调胃承气汤

C. 小承气汤

D. 大承气汤

E. 小柴胡汤

67. 阳明病,谵语发潮热,脉滑而疾者,治宜选用

68. 太阳病三日,发汗不解,蒸蒸发热者,属胃也,治宜选用

(69~70 题共用备选答案)

A. 咳喘,喉中有水鸡声,胸膈满闷,不能平卧

B. 咳较轻,频吐涎沫,不渴,小便频数,头眩

C. 咳喘,胸满,咽干不渴,吐出浊唾腥臭

D. 咳喘,咽喉干燥不适,痰黏咳吐不爽,

口干欲得凉润

　E. 咳喘,胸胁胀满,烦躁,脉浮

69. 虚热肺痿的表现是

70. 虚寒肺痿的表现是

(71～72题共用备选答案)

　A. 清热利湿退黄

　B. 清热通便

　C. 和胃退黄

　D. 清解里热,泄湿退黄

　E. 润燥通便

71. 茵陈蒿汤证治宜

72. 栀子柏皮汤证治宜

(73～74题共用备选答案)

　A. 清热解毒,疏风消肿

　B. 气营两清,解毒救阴

　C. 轻清芳化,清涤余湿

　D. 清营透气

　E. 和解少阳

73. 大头瘟的治疗方法是

74. 烂喉痧的治疗方法是

(75～76题共用备选答案)

　A. 宣白承气汤

　B. 青蒿鳖甲汤

　C. 凉膈散

　D. 清营汤

　E. 黄连阿胶汤

75. 身热心烦,坐卧不安,咽干咽痛,舌苔薄黄而干,治宜

76. 身热烦躁,胸膈灼热如焚,唇焦咽燥,口渴,便秘,苔黄白而燥,治宜

(77～78题共用备选答案)

　A. 乳痈

　B. 肠痈

　C. 肺痈

　D. 疔毒

　E. 大头瘟毒

77. 紫花地丁善于治疗的病证是

78. 板蓝根善于治疗的病证是

(79～80题共用备选答案)

　A. 石菖蒲

　B. 龙骨

　C. 远志

　D. 合欢皮

　E. 酸枣仁

79. 具有疏肝解郁安神功效的药物是

80. 具有祛痰开窍安神功效的药物是

(81～82题共用备选答案)

　A. 木通

　B. 金钱草

　C. 石韦

　D. 地肤子

　E. 海金沙

81. 具有利水通淋止咳功效的药物是

82. 具有清热利水止痒功效的药物是

(83～84题共用备选答案)

　A. 既能杀虫,又能利水

　B. 既能清热解毒,又能凉血、止血、杀虫

　C. 既能杀虫,又能解暑

　D. 既能杀虫,又能疗癣

　E. 既能杀虫,又能止痛

83. 苦楝皮具有的功效是

84. 贯众具有的功效是

(85～86题共用备选答案)

　A. 活血行气,祛风止痛

　B. 活血止痛,行气解郁,清心凉血,利胆退黄

　C. 活血行气,止痛,消肿生肌

　D. 活血调经,祛瘀止痛,凉血消痈,除烦安神

　E. 活血祛瘀,润肠通便,止咳平喘

85. 郁金具有的功效是
86. 川芎具有的功效是

C. 大承气汤

D. 麻子仁丸

E. 大黄牡丹汤

93. 治疗肺痈的方剂是
94. 治疗肠痈的方剂是

(87～88 题共用备选答案)

A. 补肝肾,暖腰膝

B. 补肝肾,行血脉

C. 补肾阳,祛风湿

D. 补肝肾,强筋骨

E. 壮肾阳,温脾阳

87. 巴戟天具有的功效是
88. 附子具有的功效是

(95～96 题共用备选答案)

A. 理中丸

B. 四神丸

C. 四君子汤

D. 补中益气汤

E. 真人养脏汤

(89～90 题共用备选答案)

A. 九味羌活汤

B. 藿香正气散

C. 独活寄生汤

D. 败毒散

E. 羌活胜湿汤

89. 气虚之体,外感风寒湿者,治宜选用
90. 外感风寒湿邪,内有蕴热者,治宜选用

95. 治疗脾肾虚寒之久泻久痢,宜选用
96. 脾肾阳虚之五更泄泻,宜选用

(97～98 题共用备选答案)

A. 肝郁化热证

B. 肝郁血虚证

C. 肝火犯肺证

D. 肝郁脾虚证

E. 肝火犯胃证

(91～92 题共用备选答案)

A. 心脾气血两虚证

B. 肝郁血虚脾弱证

C. 脾虚肝旺证

D. 肝郁脾滞证

E. 肺肾阴虚证

91. 痛泻要方的主治病证是
92. 逍遥散的主治病证是

97. 左金丸的主治证是
98. 咳血方的主治证是

(99～100 题共用备选答案)

A. 沙苑蒺藜

B. 白术

C. 牡蛎

D. 龙骨

E. 芡实

99. 金锁固精丸的君药是
100. 固冲汤的君药是

(93～94 题共用备选答案)

A. 苇茎汤

B. 泻白散

一、**A1 型题**

答题说明

以下每一道考题下面有 A、B、C、D、E 五个备选答案。请从中选择一个最佳答案。

1. 精神不振,两目乏神,面色少华,乏力懒言,属于
   A. 得神
   B. 失神
   C. 神乱
   D. 假神
   E. 少神

2. 舌红肿而有齿痕,属于
   A. 湿热痰浊壅滞
   B. 气虚
   C. 寒湿内盛
   D. 脾虚
   E. 阳虚水湿内停

3. 不属于表证临床表现的是
   A. 恶寒发热
   B. 苔白脉浮
   C. 咽痛咳嗽
   D. 腹中冷痛
   E. 头身疼痛

4. 心悸,头晕眼花,失眠多梦,健忘,面色淡白,舌淡脉细,属于
   A. 肝血虚证
   B. 心气虚证
   C. 心阴虚证
   D. 心血虚证
   E. 心肝血虚证

5. 头晕头痛,经久不愈,痛如锥刺,痛处固定,健忘失眠,舌有斑点,脉细涩,属于
   A. 痰蒙心神证
   B. 肝阳上亢证
   C. 瘀阻脑络证

   D. 肝火炽盛证
   E. 肝阳化风证

6. 嗳气频作而响亮,发作因情志变化而增减。其病因是
   A. 肝气犯胃
   B. 宿食内停
   C. 脾胃虚寒
   D. 饮停胃肠
   E. 热邪犯胃

7. 脉来浮大中空,如按葱管,其脉主病是
   A. 亡血失精
   B. 气血两虚
   C. 半产漏下
   D. 阴寒内盛
   E. 失血伤阴

8. 脉来一息不足四至,搏指无力者的主病是
   A. 实寒证
   B. 实热证
   C. 虚寒证
   D. 虚热证
   E. 阳极阴竭证

9. 下列哪项不符合阴证的临床特点
   A. 身重蜷卧
   B. 静而少言
   C. 腹痛喜按
   D. 大便溏泄气腥
   E. 小便短赤涩痛

10. 因情志过极所致之气闭,最突出的表现是
    A. 神情不宁
    B. 神昏肢厥

C. 胀闷不舒

D. 胀痛窜痛

E. 脉弦有力

11. 阳虚可导致的病理变化,不包括

    A. 气滞

    B. 血瘀

    C. 血热

    D. 水泛

    E. 痰饮

12. 阳虚与气虚的主要区别是

    A. 有无神疲乏力

    B. 有无少气懒言

    C. 舌质是否淡嫩

    D. 寒象是否明显

    E. 小便是否清长

13. 下列属于寒证常见病因的是

    A. 阳邪亢盛

    B. 暑邪亢盛

    C. 阴液亏损

    D. 阳气亏损

    E. 风热袭表

14. 进食后出现的上腹部疼痛,呕吐后腹痛明显减轻,不发热。最可能的病因是

    A. 急性胰腺炎

    B. 急性胆囊炎

    C. 胃肠穿孔

    D. 急性心肌梗死

    E. 麻痹性肠梗阻

15. 突然呼吸困难,一侧呼吸音消失,见于

    A. 急性心肌梗死

    B. 急性左心衰

    C. 支气管哮喘

    D. 自发性气胸

    E. 胸膜炎

16. 下列哪项是感染性发热的病因

    A. 脑外伤

    B. 风湿热

    C. 甲状腺功能亢进症

    D. 支原体肺炎

    E. 烧伤

17. 关于主诉,以下哪项说法是正确的

    A. 是患者本次就诊想要解决的所有问题

    B. 是患者本次就诊的主要症状或体征及其持续时间

    C. 是医生判断病情轻重的主要依据

    D. 是患者所有问题的归纳

    E. 是既往史中最主要的病史资料

18. 出现强迫蹲位的常见疾病是

    A. 急性腹膜炎

    B. 发绀型先天性心脏病

    C. 急性左心衰

    D. 破伤风

    E. 心绞痛

19. 左锁骨上淋巴结肿大,应首先考虑的是

    A. 食管癌

    B. 胃癌

    C. 肺癌

    D. 乳腺癌

    E. 生殖腺癌

20. 醉酒步态可见于

    A. 佝偻病

    B. 脑瘫

    C. 小脑疾病

    D. 脊髓疾病

    E. 锥体外系疾病

21. 桶状胸,两肺呼吸动度及语颤减弱,听诊两肺呼吸音较低。可能的疾病是

    A. 气胸

B.肺气肿

C.胸腔积液

D.肺不张

E.心功能不全

22.患者因病不能自行调节体位,属于

A.自动体位

B.被动体位

C.强迫侧卧位

D.辗转体位

E.角弓反张位

23.血小板一过性增多见于

A.再生障碍性贫血

B.溶血性贫血

C.脾功能亢进

D.急性白血病

E.弥漫性血管内凝血

24.中性粒细胞异常增生性增多见于

A.百日咳

B.慢性粒细胞白血病

C.自身免疫性疾病

D.脾功能亢进

E.伤寒

25.嗜酸性粒细胞增多见于

A.副伤寒患者

B.感染早期患者

C.寄生虫感染患者

D.应用肾上腺皮质激素患者

E.X线照射后患者

26.陈旧性下壁心肌梗死的心电图表现为

A.Ⅱ、Ⅲ、aVF 有病理性 Q 波

B.V_3、V_4 有病理性 Q 波

C.$V_1 \sim V_3$ 有病理性 Q 波

D.$V_1 \sim V_6$ 有病理性 Q 波

E.Ⅰ、aVL、Ⅱ、Ⅲ、aVF 有病理性 Q 波

27.停药后,血药浓度降至阈浓度以下残留的生物效应是

A.停药反应

B.过敏反应

C.后遗效应

D.耐受性

E.毒性反应

28.治疗肝素过量引起的自发性出血,应选用

A.氨甲环酸

B.维生素 K

C.氨甲苯酸

D.鱼精蛋白

E.华法林

29.氨甲苯酸的作用是

A.诱导血小板聚集

B.收缩血管

C.抑制纤溶

D.促进凝血因子的合成

E.激活纤溶酶

30.法莫替丁可用于治疗

A.十二指肠穿孔

B.急慢性胃炎

C.心肌梗死

D.胃痛

E.十二指肠溃疡

31.具有抗病毒作用的抗帕金森病药是

A.左旋多巴

B.卡比多巴

C.司来吉兰

D.金刚烷胺

E.溴隐亭

32.有关扑热息痛的叙述,错误的是

A.抗风湿作用较弱

B.有较强的解热镇痛作用

C. 主要用于感冒发热

D. 长期应用可产生依赖性

E. 不良反应少,但能造成肝脏损害

33. 可造成乳酸血症的降血糖药是

A. 格列吡嗪

B. 氯磺丙脲

C. 格列本脲

D. 甲苯磺丁脲

E. 二甲双胍

34. 甲亢术前准备用硫脲类抗甲状腺药的主要目的是

A. 使甲状腺血流减少,减少手术出血

B. 使甲状腺功能恢复或接近正常,防止术后发生甲状腺危象

C. 使甲状腺体缩小变韧,有利于手术进行

D. 防止手术过程中血压下降

E. 使甲状腺功能恢复或接近正常,防止术后甲状腺功能低下

35. "一线抗结核药"不包括

A. 利福平

B. 链霉素

C. 异烟肼

D. 乙胺丁醇

E. 对氨基水杨酸

36. 根据急性传染病病程发展的阶段性,传染病的临床分期为

A. 前驱期、出疹期、恢复期

B. 初期、极期、恢复期

C. 潜伏期、前驱期、症状明显期、恢复期

D. 体温上升期、极期、体温下降期

E. 早期、中期、晚期

37. 下列有关丙型肝炎传播途径的叙述,错误的是

A. 输血或血制品

B. 粪 – 口途径

C. 静脉注射

D. 母婴传播

E. 密切接触

38. 细菌性痢疾的基本病机是

A. 素体阳盛,湿热蕴蒸

B. 疫毒炽盛,燔灼气血

C. 脾阳素虚,寒湿内生

D. 湿热疫毒日久伤阴

E. 湿热疫毒内蕴肠腑

39. 有关医院感染的叙述,错误的是

A. 洗手是预防医院感染的重要措施

B. 滥用抗菌药物是医院感染的重要原因

C. 有部分医院感染的发生与消毒隔离缺陷有关

D. 所有医院感染是可以预防的

E. 新生儿经产道获得的感染属医院感染

40. 关于遗忘的研究表明,不愉快的事情较愉快的事情更容易遗忘,人们总是记住过去的美好时光,这是因为

A. 刺激的干扰

B. 记忆痕迹的衰退

C. 记忆被压制

D. 提取失败

E. 记忆的选择性

41. 患者体验到某种观念和冲突来源于自身,但违背自己意愿,极力抵抗却无法控制。此为

A. 违拗症

B. 癔症

C. 强迫症

D. 精神分裂症

E. 人格障碍

42. 医务人员称呼病人的姓名而不是叫床号,

这是为了满足病人的

A. 被认识接纳的需要

B. 被关心尊重的需要

C. 获取信息的需要

D. 安全需要

E. 早日康复需要

43. 被后人称为"医圣"的是

A. 陈实功

B. 龚廷贤

C. 张仲景

D. 扁鹊

E. 华佗

44. 医学人道主义的核心内容不包括

A. 尊重病人的生命

B. 尊重病人的义务

C. 尊重病人的尊严

D. 尊重病人的人格

E. 尊重病人的权利

45. 人们使用过的人体实验类型不包括的是

A. 志愿实验

B. 自体实验

C. 安慰实验

D. 欺骗实验

E. 强迫实验

46. 医疗机构从业人员分为几个类别

A. 3 个

B. 4 个

C. 5 个

D. 6 个

E. 7 个

47. 行为人实施违反刑事法律的行为必须承担的法律责任称为

A. 危害行为

B. 行政行为

C. 民事责任

D. 行政责任

E. 刑事责任

48. 发生重大医疗过失行为医疗机构向当地卫生行政部门报告的时限要求是

A. 12 小时内

B. 15 小时内

C. 18 小时内

D. 20 小时内

E. 24 小时内

49. 药品所标明的适应证或者功能主治超出规定范围属于

A. 可使用药品

B. 不能使用药品

C. 不合格药品

D. 假药

E. 劣药

50. 定期考核不合格的医师暂停执业活动期满,再次考核仍不合格的

A. 可再试用一年

B. 再次接受培训

C. 在执业医师指导下从事执业活动

D. 暂停执业活动三年

E. 注销注册,收回医师执业证书

二、B1 型题

答题说明

以下提供若干组考题,每组考题共用在考题前列出的 A、B、C、D、E 五个备选答案。请从中选择一个与问题关系最密切的答案。某个备选答案可能被选择一次、多次或不被选择。

(51～52 题共用备选答案)

A. 前额连眉棱骨痛

B. 侧头部痛

C. 后头部连项痛

D. 颠顶部痛

E. 头痛连齿

51. 厥阴经头痛的特点是

52. 阳明经头痛的特点是

(53～54 题共用备选答案)

A. 外感表证

B. 内热证

C. 血络闭郁证

D. 各种痛证

E. 脾虚疳积

53. 指纹紫红者,属

54. 指纹紫黑者,属

(55～56 题共用备选答案)

A. 痰湿阻肺

B. 热邪犯肺

C. 肺气虚损

D. 燥邪犯肺

E. 阴虚肺燥

55. 咳声不扬,痰稠色黄,不易咳出,属

56. 咳声轻清低微者,属

(57～58 题共用备选答案)

A. 胃阴已伤

B. 心脾积热

C. 肾阴枯涸,精不上荣

D. 阳明热盛,津液大伤

E. 气血两虚

57. 牙齿干燥,属

58. 牙齿光燥如石,属

(59～60 题共用备选答案)

A. 血虚不润

B. 寒湿壅盛

C. 先天舌裂

D. 热盛伤津

E. 脾虚湿浸

59. 舌淡白而有裂纹,属于

60. 舌红绛而有裂纹,属于

(61～62 题共用备选答案)

A. 虚证转实

B. 实证转虚

C. 热证转寒

D. 由表入里

E. 由里出表

61. 麻疹初期,疹不出而见发热、喘咳、烦躁等症,待疹出后则烦热、咳喘消除,属于

62. 感受外邪,先有恶寒发热、脉浮紧等症,继而但发热不恶寒,舌红苔黄,脉洪数,属于

(63～64 题共用备选答案)

A. 寒痰阻肺证

B. 肺气虚证

C. 风水相搏证

D. 饮停胸胁证

E. 风寒犯肺证

63. 咳嗽,痰多色白质稠,胸闷气喘,恶寒肢冷,质淡苔白腻,脉滑,属于

64. 咳嗽,痰少色白质稀,气喘,微有恶寒发热,鼻塞流清涕,苔薄白,脉浮紧,属于

(65～66 题共用备选答案)

A. 腹痛伴有呼吸困难、胸闷胸痛

B. 腹痛向腹内侧及会阴部放射

C. 右上腹疼痛向右肩背部放射

D. 上腹部疼痛向腰骶部放射

E. 上腹部规律性疼痛向后背部放射

65. 消化性溃疡疼痛的特点是

66. 输尿管结石疼痛的特点是

(67～68 题共用备选答案)

A. 粗湿啰音

B. 细湿啰音

C. 中、细湿啰音

D. 捻发音

E. 胸膜摩擦音

67. 支气管肺炎时可听到

68. 老年人肺底部可听到

(69~70 题共用备选答案)

A. 杵状指(趾)

B. 匙状甲

C. 指关节变形

D. 膝内、外翻畸形

E. 肢端肥大症

69. 慢性肺脓肿可出现

70. 缺铁性贫血可出现

(71~72 题共用备选答案)

A. 脊柱后凸

B. 脊柱前凸

C. 脊柱生理性弯曲

D. 姿势性侧凸

E. 器质性侧凸

71. 正常人的脊柱立位时从侧面观可见

72. 儿童发育期坐姿经常不端正可致

(73~74 题共用备选答案)

A. 呼吸过缓

B. 呼吸过快

C. 间歇呼吸

D. 呼气延长

E. 库斯莫尔呼吸

73. 吗啡中毒可见

74. 糖尿病酮症酸中毒可见

(75~76 题共用备选答案)

A. P 波

B. QRS 波群

C. ST 段

D. T 波

E. QT 间期

75. 代表心室除极波形的是

76. 代表心室除极和复极总时间的是

(77~78 题共用备选答案)

A. 穿透性

B. 荧光效应

C. 感光效应

D. 电离效应

E. 生物效应

77. X 线摄影的基础是

78. 胸部透视的基础是

(79~80 题共用备选答案)

A. 对受体有亲和力,有内在活性

B. 对受体有亲和力,无内在活性

C. 对受体有亲和力,内在活性弱

D. 对受体无亲和力,有内在活性

E. 对受体无亲和力,无内在活性

79. 完全激动药的特点是

80. 竞争性拮抗药的特点是

(81~82 题共用备选答案)

A. 麻黄碱

B. 扑热息痛

C. 阿司匹林

D. 吲哚美辛

E. 阿托品

81. 可用于解热镇痛,但却能造成凝血障碍的是

82. 目前所知最强的 PG 合成酶抑制剂是

(83~84 题共用备选答案)

A. 磺胺嘧啶

B. 甲硝唑

C. 甲氧苄啶

D. 诺氟沙星

E. 甲磺灭脓

83. 易引起泌尿系统损伤的药物是

84. 可能引起肌肉疼痛的药物是

(85～86 题共用备选答案)

A. 硝西泮

B. 乙琥胺

C. 丙戊酸钠

D. 地西泮

E. 苯妥英钠

85. 癫痫大发作的首选药物是

86. 除用于治疗癫痫外,还可用于治疗三叉神经痛的药物是

(87～88 题共用备选答案)

A. 甘露醇

B. 呋塞米

C. 螺内酯

D. 氢氯噻嗪

E. 氨苯蝶啶

87. 急性肺水肿宜选用

88. 醛固酮增多的顽固性水肿宜选用

(89～90 题共用备选答案)

A. HBsAg

B. 抗 – HBs

C. HBeAg

D. 抗 – HBe

E. 抗 – HBc

89. 能预防 HBV 感染的是

90. 表示病毒复制活跃的是

(91～92 题共用备选答案)

A. 高热、头痛、皮肤黏膜瘀斑、脑膜刺激征

B. 高热、惊厥、循环衰竭、呼吸衰竭

C. 头痛、腰痛、眼眶痛

D. 眼红、腿痛、淋巴结肿大

E. 高热、相对缓脉、脾大

91. 流行性脑脊髓膜炎表现为

92. 肾综合征出血热早期表现为

(93～94 题共用备选答案)

A. 散发

B. 感染

C. 流行

D. 大流行

E. 暴发

93. 短时期内突然出现很多病例,称为

94. 某种传染病的流行范围遍及全国,甚至超过国界,在世界范围内传播,称为

(95～96 题共用备选答案)

A. 表现为没有证据地怀疑他人不忠或者怀疑自己有某种疾病,并确信不疑

B. 表现为没有计划的冲动行为

C. 又称表演型人格

D. 表现为不遵守社会规范

E. 表现为主动意识下降

95. 冲动型人格

96. 癔症型人格

(97～98 题共用备选答案)

A. 有意伤害

B. 无意伤害

C. 可知伤害

D. 可控伤害

E. 意外伤害

97. 必然属于非责任伤害的是

98. 必然属于责任伤害的是

(99～100 题共用备选答案)

A. 医疗事故损害后果与患者原有疾病状况之间的关系

B. 患者的经济状况

C. 患者亲友在纠纷处理过程中的态度

D. 无过错输血感染造成的不良后果

E. 医患双方协商解决

99. 医疗事故赔偿确定具体赔偿数额,应当考虑的因素是

100. 对发生医疗事故的赔偿等民事责任争议问题处理时,可以考虑的方式是

一、A2 型题

答题说明

以下每一道考题下面有 A、B、C、D、E 五个备选答案。请从中选择一个最佳答案。

1. 患者,女,63 岁。有长期吸烟史,慢性咳嗽多年,近 2～3 个月刺激性咳嗽并持续痰中带血,抗炎、镇咳治疗后无明显疗效,X 线显示右侧第二肋间有结节致密影,2.5cm × 3.5cm 大小,呈分叶状,边缘有短毛刺,右肺门结节增大。最可能的诊断是
   A. 结核球
   B. 肺门淋巴结结核
   C. 炎性假瘤
   D. 纵隔淋巴瘤
   E. 支气管肺癌

2. 患者,男,75 岁。患慢性支气管炎 10 余年。近日感冒后病情加重,症见咳喘气急,胸部胀闷,痰白量多,伴有恶寒,身热,无汗,口不渴,舌苔薄白而滑,脉浮紧。治宜选用
   A. 麻杏石甘汤加减
   B. 三拗汤加减
   C. 小青龙汤加减
   D. 平喘固本汤加减
   E. 桑白皮汤加减

3. 患者,男,78 岁。肺心病合并慢性呼吸衰竭,神志恍惚,躁动不安。检查:pH7.20,动脉血二氧化碳分压 78mmHg。最重要的治疗是
   A. 补充碳酸氢钠,积极纠正酸中毒
   B. 应用镇静剂,减少耗氧量
   C. 积极氧疗
   D. 改善通气,增加肺泡通气量
   E. 大剂量使用抗生素

4. 患者突发咳嗽,咳痰黄稠,进而咳铁锈色痰,呼吸气促,高热不退,胸膈痞满,按之疼痛,口渴烦躁,小便黄赤,大便干燥,舌红苔黄,脉洪数。治法为
   A. 疏风清热,宣肺止咳
   B. 清热化痰,宽胸止咳
   C. 清热解毒,化痰开窍
   D. 益气养阴,润肺化痰
   E. 解表散寒,清泄里热

5. 患者,男,18 岁。因高热、胸痛、咯铁锈色痰入院。查体:急性热病病容,T 40℃,P 102 次/分,X 线胸片示左上肺野片状阴影,白细胞 19×10^9/L。治疗应首选
   A. 糖皮质激素
   B. 青霉素加生脉散
   C. 青霉素加麻杏石甘汤
   D. 红霉素加庆大霉素
   E. 利巴韦林加必理通

6. 患者,男,21 岁。患肺结核 1 年有余,曾予化疗药物,现行中医治疗。症见咳嗽无力,气短声低,咳痰清稀,色白,量较多,偶咯血,血色淡红,午后潮热,伴有畏风怕冷,自汗、盗汗并见,纳少神疲,便溏,面白,舌质光淡,边有齿印,苔薄,脉细弱而数。辨证为
   A. 肺阴亏损证
   B. 阴虚火旺证
   C. 气阴耗伤证
   D. 阴阳两虚证
   E. 肺气亏虚证

7. 患者,女,55 岁。突发心悸 2 小时。查体:P 92 次/分,BP 130/70mmHg。双肺呼吸音清,心率115 次/分,心律绝对不齐,心音强弱不等。该患者心悸最可能的原因是
   A. 窦性心动过速
   B. 室性心动过速

C. 三度房室传导阻滞

D. 阵发性室上性心动过速

E. 心房颤动

A. 高血压脑病

B. 恶性高血压

C. 高血压危象

D. 3 级高血压

E. 2 级高血压

8. 患者,女,25 岁。发热、咳嗽、流涕 2 周后热退,但又出现胸闷心悸,心率 120 次/分,心律不齐,偶闻早搏。心电图示低电压,T 波低平。应首先考虑

A. 急性心包炎

B. 病毒性心肌炎

C. 扩张型心肌病

D. 风湿性心肌炎

E. 风湿性心脏病

12. 患者,女,60 岁。诊断为冠心病,急性广泛前壁心肌梗死,突发晕厥约几分钟。下列选项中最可能诊断为

A. 二度 Ⅰ 型房室传导阻滞

B. 室性早搏

C. 一度窦房传导阻滞

D. 三度房室传导阻滞

E. 房性早搏

9. 患者快速心律失常 5 年,现症见心悸气短,活动尤甚,眩晕乏力,失眠健忘,面色无华,纳呆食少,舌质淡,苔薄白,脉细弱。其中医治法是

A. 益气养阴,益气安神

B. 补血养心,益气安神

C. 益气活血,益气安神

D. 益气温阳,益气安神

E. 温补心肾,益气安神

13. 患者,男,48 岁。发作性胸痛 1 个月,遇劳则发,神疲乏力,气短懒言,心悸自汗,舌质淡暗,胖有齿痕,苔薄白,脉缓弱。每次发作含硝酸甘油后缓解。中医治疗应首选

A. 血府逐瘀汤

B. 左归丸

C. 枳实薤白桂枝汤

D. 补阳还五汤

E. 右归丸

10. 患者,男,25 岁。近 3 年来,反复发作性胸部疼痛、胸闷不适。昨日因与人争吵诱发胸部疼痛,痛引肩背,气喘短促,肢体沉重,休息 5 分钟后缓解。形体肥胖,痰多,舌淡,苔浊腻,脉滑。其病证结合诊断是

A. 心脏神经官能症,痰浊闭阻证

B. 不稳定型劳累性心绞痛,痰浊闭阻证

C. 稳定型劳累性心绞痛,心血瘀阻证

D. 不稳定型劳累性心绞痛,心血瘀阻证

E. 稳定型劳累性心绞痛,痰浊闭阻证

14. 患者,女,74 岁。有慢性心力衰竭 5 年。现症见心悸,气短,肢倦乏力,动则加剧,神疲咳喘,面色苍白,舌淡,脉沉细。治法为

A. 补益心肺

B. 益气养阴

C. 益气活血

D. 益气温阳

E. 温补心肾

11. 患者,男,52 岁。有高血压病史 10 年。突发剧烈头痛,恶心呕吐 2 小时,伴气急,视物模糊。查体:神志清,血压 260/115mmHg。应首先考虑

15. 患者,女,35 岁。胃脘隐痛,嘈杂,口干咽燥,五心烦热,大便干结,舌红少津,脉细。治疗应首选

A. 沙参麦冬汤

B. 生脉饮

C.滋水清肝饮

D.益胃汤

E.玉女煎

16. 患者,男,55 岁。持续性上腹隐痛 3 个月,
多次大便隐血试验阳性,食欲不振,消瘦。
查体:面色苍白,上腹部有压痛,未触及包
块,肝、脾肋下未及。有助于确诊的检查是
A.纤维胃镜加活检
B.肝放射性核素扫描
C.B 型超声检查
D.血清胃泌素测定
E.胃酸测定

17. 患者,男,50 岁。现吐血紫暗,呈咖啡色,
混有食物残渣,大便黑如漆,口干喜冷饮,
胃脘胀闷灼痛,舌红苔黄,脉滑数。治疗应
首选
A.泻心汤合十灰散
B.龙胆泻肝汤
C.归脾汤
D.独参汤
E.半夏泻心汤

18. 患者,男,52 岁。右上腹疼痛 2 个月,右胁
胀满,烦躁易怒,恶心纳呆,面色萎黄不荣,
口苦咽干,小便黄赤,大便干黑,舌暗有瘀
斑,苔薄白,脉弦涩。实验室检查:甲胎蛋
白 510μg/L,B 型超声检查示右肝占位性
病变,直径 5cm。其证型是
A.气滞血瘀
B.湿热瘀毒
C.热毒伤阴
D.水湿内停
E.肝脾瘀血

19. 患者,女,56 岁。诊断为胃癌。现脘痛剧
烈,向后背放射,痛处固定,拒按,上腹肿
块,肌肤甲错,眼眶暗黑,舌质紫暗,舌下脉

络紫胀,脉弦涩。治疗应首选
A.柴胡疏肝散
B.海藻玉壶汤
C.开郁二陈汤
D.膈下逐瘀汤
E.八珍汤

20. 患者,男,76 岁。晚期胃癌 5 个月。症见胃
脘隐痛,喜温喜按,泛吐清水,形寒肢冷,便
溏,舌淡胖苔薄白,脉沉缓。其证型是
A.肝胃不和
B.气血亏虚
C.脾胃虚寒
D.痰瘀内结
E.痰食交阻

21. 患者,男,35 岁。1 天前饮酒后出现上腹剧
烈疼痛,伴恶心、呕吐及腹胀,大小便正常。
查体:上腹偏左腹肌紧张,明显压痛,腹部
平片膈下未见游离气体。最可能的诊断是
A.消化性溃疡穿孔
B.肠梗阻
C.急性阑尾炎
D.胆石症
E.急性胰腺炎

22. 患者,男,66 岁。食用坚果后突发呕血 4 小
时,伴心悸、胸闷、气短。既往慢性乙型肝
炎病史 20 年,冠状动脉粥样硬化性心脏病
病史 8 年。查体:BP 90/50mmHg,心率 110
次/分,心律不齐,早搏 10 次/分。最适合
的治疗药物是
A.西咪替丁
B.硝酸甘油
C.普萘洛尔
D.血管加压素
E.生长抑素

23. 患者,男,44 岁。腹痛、腹泻反复发作 3 年,

症状时轻时重,每日排便 4~5 次,便中带脓血。便常规示 WBC 5/HP,RBC 10/HP。肠镜示黏膜上有多发性浅溃疡,黏膜充血、水肿,附有脓血性分泌物。其诊断为

A. 血吸虫病

B. Crohn 病

C. 结肠癌

D. 肠结核

E. 溃疡性结肠炎

24. 患者,男,50 岁。反复右胁肋疼痛 10 年。现症见胁下积块坚实,痛定不移,脘腹胀满,面目晦暗,肌肤甲错,高热烦渴,小便黄赤,大便干黑。舌红有瘀斑,苔黄腻,脉弦数。实验室检查:血清 AFP 阳性,定量检查 > 900ng/mL。诊断为"原发性肝癌"。其治法是

A. 运脾利湿,化气行水

B. 清热利湿,解毒破结

C. 疏肝理气,活血化瘀

D. 理气活血,解毒排脓

E. 养阴清热,解毒祛瘀

25. 患儿,男,6 岁。因血尿、眼睑浮肿、高血压被诊断为肾炎。现症见发热而不恶寒,咽喉疼痛,口干口渴,头面浮肿,尿少色赤,舌质红,苔薄黄,脉浮数。治疗宜选

A. 越婢加术汤加减

B. 麻黄连翘赤小豆汤合五味消毒饮加减

C. 麻黄汤合五苓散加减

D. 五皮饮合五苓散加减

E. 防己黄芪汤加减

26. 患者,男,35 岁。体检时发现蛋白尿,24 小时定量为 1.5g,下肢轻度浮肿,血压 150/95mmHg,血肌酐未见明显增高。最可能诊断为

A. 急性肾小球肾炎

B. 慢性肾小球肾炎

C. 肾病综合征

D. 慢性肾功能衰竭

E. 慢性肾盂肾炎

27. 患者,男,65 岁。患肾病综合征。起始眼睑浮肿,继则四肢、全身亦肿,皮肤光泽,按之凹陷易恢复,伴发热、咽痛、咳嗽、小便不利,舌苔薄白,脉浮。辨证为

A. 风水相搏证

B. 湿毒浸淫证

C. 水湿浸渍证

D. 脾虚湿困证

E. 肾阳衰微证

28. 患儿,男,7 岁。2 周前有咽痛。现出现下肢及眼睑浮肿,晨起时明显,小便色如洗肉水,血压 140/95mmHg。临床上最可能诊断是

A. 高血压

B. 肾盂肾炎

C. 急性肾小球肾炎

D. 感冒

E. 扁桃体炎

29. 患者,男,57 岁。有慢性肾衰竭病史 5 年。现头晕头痛,耳鸣眼花,两目干涩,口干咽燥,腰膝酸软,大便易干,尿少色黄,舌淡红少津,苔薄白,脉弦。血压升高达 160/92mmHg。治疗应首选

A. 六味地黄丸

B. 金匮肾气丸

C. 杞菊地黄汤

D. 龙胆泻肝汤

E. 全鹿丸

30. 患者,女,30 岁。月经量多两年,近 3 个月来感乏力、头晕、心悸。实验室检查:血红蛋白 65g/L,白细胞 6.0 × 10^9/L,血小板 140 × 10^9/L。骨髓象示粒比红为 1:1,红

细胞增生活跃,中晚幼红细胞45%,体积小,胞浆偏蓝。治疗应首选

A. 肌注维生素 B_{12}

B. 口服铁剂

C. 输血

D. 脾切除

E. 口服叶酸

31. 患者,男,35岁。再生障碍性贫血3年。面色无华,头晕,气短,乏力,动则加剧,舌淡,苔薄白,脉细弱。治疗应首选

A. 右归丸合当归补血汤

B. 左归丸、右归丸合当归补血汤

C. 八珍汤

D. 六味地黄丸合桃红四物汤

E. 左归丸合当归补血汤

32. 患者,女,35岁。患白细胞减少症,症见神疲乏力,腰膝酸软,面色白,肢寒畏冷,大便溏,舌质淡,边有齿痕,苔白,脉沉迟。其中医辨证是

A. 肾阳亏虚证

B. 气血两虚证

C. 脾肾亏虚证

D. 气阴两虚证

E. 肝肾阴虚证

33. 患者,男,32岁。因患再生障碍性贫血需输血,当输入红细胞悬液约200mL时,突然畏寒,发热,呕吐1次,尿呈酱油样,血压75/45mmHg。最有可能的不良反应是

A. 发热反应

B. 溶血反应

C. 过敏反应

D. 细菌污染反应

E. 循环超负荷

34. 患者,男,48岁。服用氯霉素后出现乏力、出汗、周身不适,外周血象粒细胞计数为

$1.9 \times 10^9/L$,就诊时面色萎黄,头晕目眩,倦怠乏力,少寐多梦,心悸怔忡,纳呆食少,腹胀便溏,舌质淡,苔薄白,脉细弱。最可能的诊断是

A. 白血病,气血两虚证

B. 粒细胞缺乏症,肝肾阴虚证

C. 白血病,肝肾阴虚证

D. 粒细胞缺乏症,外感温热证

E. 粒细胞缺乏症,气血两虚证

35. 患者,男,38岁。发冷发热寒战,头晕3天,体温38℃,巩膜黄染,肝肋下2.5cm,尿胆原阳性,尿镜下无红细胞,尿隐血阳性,既往有肝炎史。诊断为

A. 慢性肝炎急性发作

B. 胆石症

C. 急性黄疸型肝炎

D. 溶血性贫血

E. 急性白血病

36. 患者,女,33岁。急性上呼吸道感染2周后出现皮肤瘀点,实验室检查:血小板为$30 \times 10^9/L$,骨髓象示骨髓巨核细胞数量轻度增加,巨核细胞发育成熟障碍。曾服用药物治疗,症状时轻时重,反复发作。现斑色暗淡,多散在出现,时起时消,过劳则加重,心悸、气短、头晕目眩,食欲不振,面色苍白,舌质淡,苔白,脉弱。其诊断是

A. 原发免疫性血小板减少症,阴虚火旺证

B. 过敏性紫癜,阴虚火旺证

C. 原发免疫性血小板减少症,气不摄血证

D. 过敏性紫癜,气阴两虚证

E. 过敏性紫癜,气不摄血证

37. 患者,男,56岁。凌晨关节疼痛惊醒,疼痛进行性加重,剧痛如刀割样,伴有发热、头痛、恶心、心悸、寒战。血尿酸420μmol/L。最可能的诊断是

A. 类风湿关节炎

B. 化脓性关节炎

C. 创伤性关节炎

D. 痛风

E. 继发性高尿酸血症

38. 患者,女,36 岁。颈前肿胀 6 个月,伴烦躁易怒,胸闷,两胁胀满,善太息,心情抑郁时症状加重,腹胀便溏,舌苔白腻,脉弦滑。治疗应首选
A. 二陈汤
B. 天王补心丹
C. 逍遥散合二陈汤
D. 丹栀逍遥散
E. 柴胡疏肝散

39. 患者,男,18 岁。多饮、多食、多尿 5 年,曾有酮症酸中毒史,现空腹血糖 12.0mmol/L。其最佳治疗方案是饮食疗法加
A. 运动疗法
B. 磺脲类降糖药
C. 胰岛素
D. 二甲双胍
E. 噻唑烷二酮

40. 患者,女,45 岁。患糖尿病 8 年,面色晦暗,消瘦乏力,胸中闷痛,肢体麻木、刺痛,夜间加重,唇紫,舌暗有瘀斑,苔薄白,脉弦涩。治疗应首选
A. 玉泉丸
B. 消渴方
C. 桃核承气汤
D. 黄连温胆汤
E. 桃红四物汤

41. 患者,男,44 岁。因血脂异常就诊。现症:形体肥胖,肢体困重,食少纳呆,胸腹满闷,头晕神疲,大便溏薄,舌体胖,边有齿痕,苔白腻,脉滑。治疗应首选
A. 保和丸

B. 血府逐瘀汤

C. 导痰汤

D. 龙胆泻肝汤

E. 丹栀逍遥散

42. 患者头晕,疲乏无力,恶心呕吐。实验室检查:血清钠 130mmol/L,血清钾 4.5mmol/L,尿比重 1.010。其诊断是
A. 高钾血症
B. 低钾血症
C. 高渗性失水
D. 低渗性失水
E. 等渗性失水

43. 患者,女,38 岁。发热 4 天,体温38℃,两膝关节肿痛,行动不便,下肢沉重酸胀,伴饮食无味,纳呆,偶有恶心呕吐,全身困乏无力,下肢浮肿,舌苔黄腻,脉滑数。诊断为类风湿关节炎。治疗应首选
A. 丁氏清络饮加减
B. 四妙丸加减
C. 桂枝芍药知母汤加减
D. 独活寄生汤加减
E. 身痛逐瘀汤加减

44. 患者,女,24 岁。持续发热 1 周,面部出现水肿性皮损,膝关节疼痛,下肢浮肿。血沉 90mm/h,血红蛋白 80g/L,网织红细胞 0.10,Coombs 试验(+),血小板 40×10^9/L。尿常规:蛋白(+++),红细胞 5~10/HP。其诊断是
A. 系统性红斑狼疮
B. 风湿热
C. 自身免疫性溶血
D. 慢性肾炎
E. 类风湿关节炎

45. 患者,女,25 岁。发热 5 天,今日病情加重,高热,体温39℃,肢厥,神志昏迷,谵语,舌

眷,舌绛,脉细数。经医院诊断为系统性红斑狼疮。治疗当用清宫汤送服

A. 神犀丹

B. 苏合香丸

C. 安宫牛黄丸

D. 玉枢丹

E. 通关散

46. 患者,男,68岁。突然意识短暂丧失,面色变白,双目凝视,手中的筷子掉在地下,口角出现细小颤动,持续约15秒后立即清醒。其诊断是

A. 癫痫单纯部分性发作

B. 癫痫不典型失神发作

C. 癫痫典型失神发作

D. 精神运动性癫痫

E. 癫痫单纯部分性运动性发作

47. 患者,男,58岁。有轻度高血压史2年,近来时有右手发麻,今晨醒来时右手活动不灵,站立时右腿无力,随后数小时症状渐加重,意识一直清楚,无其他不适。应首先考虑的诊断是

A. 脑出血

B. 脑血栓形成

C. 脑栓塞

D. 蛛网膜下腔出血

E. 短暂性脑出血发作

48. 患者,男,64岁。高血压病病史5年,晨起

突然口齿不清,口角歪斜,左侧肢体活动障碍。应首选的检查项目是

A. 腰穿脑脊液

B. 脑血管造影

C. 脑电图

D. 头部CT

E. 脑超声波

49. 患者,男,70岁。于情绪激动后出现双上肢静止性震颤,常于紧张时加重,入睡后症状缓解。患者动作迟缓,步态异常。现症见肢体震颤,四肢拘痉,动作不利,胸胁满闷,痰涎增多,舌体胖,舌质淡,苔白腻,脉弦滑。病证结合诊断是

A. 帕金森病,风痰阻络证

B. 帕金森病,肝肾阴虚证

C. 帕金森病,气血两虚证

D. 帕金森病,血瘀动风证

E. 帕金森病,阴阳两虚证

50. 患者,男,39岁。煤气中毒后,呆傻少语,言语不清,反应迟钝,行走不稳,面无表情,两目直视,健忘失眠,恐惧妄想,舌淡红,苔白,脉沉滑。可诊断为

A. CO中毒肝风痰浊证

B. CO中毒阴竭阳脱证

C. CO中毒痰浊滞留证

D. CO中毒气虚痰瘀阻络证

E. CO中毒气血亏虚证

二、A3/A4型题

答题说明

以下提供若干个案例,每个案例下设若干考题。请根据各考题题干所提供的信息,在每题下面的A、B、C、D、E五个备选答案中选择一个最佳答案。

(51~53题共用题干)

患者,男,15岁。发热1周,T 38~39℃,刺激性咳嗽明显,胸痛。查体:双肺散在干啰

音。胸片示左肺下野淡薄片状阴影。

51. 最可能的诊断是

A. 腺病毒肺炎

B. 呼吸道合胞病毒肺炎

C. 支原体肺炎

D. 金黄色葡萄球菌肺炎

E. 肺炎链球菌肺炎

52. 为确诊,首选的检查是

A. 血培养

B. 结核菌素试验

C. 冷凝集试验

D. 血肥达反应

E. 痰液病毒分离

53. 治疗应首选

A. 阿奇霉素

B. 头孢菌素

C. 链霉素

D. 青霉素

E. 无环鸟苷

(54~56题共用题干)

患者,男,64岁。慢性咳嗽咳痰10余年,咳痰稀白量多,呈泡沫状,气短喘息,胸部膨满,口干不欲饮,面色青暗,周身酸楚,头痛,恶寒,无汗,舌质暗淡,苔白滑,脉弦紧。查体:桶状胸,双侧语颤减弱,叩诊肺部呈过清音,听诊两肺呼吸音减弱。

54. 其诊断为

A. 肺炎

B. 慢性肺源性心脏病

C. 支气管哮喘

D. 慢性阻塞性肺疾病

E. 原发性支气管肺癌

55. 最常见的病因是

A. 吸烟

B. 空气污染

C. 感染因素

D. 职业粉尘和化学物质

E. 蛋白酶-抗蛋白酶失衡

56. 治疗应首选

A. 小青龙汤加减

B. 二陈汤合三子养亲汤加减

C. 桑白皮汤

D. 生脉散合六君子汤加减

E. 真武汤

(57~61题共用题干)

患者,男,41岁。3天前受寒后出现恶寒,发热,咳嗽,呼吸急促,胸闷如窒,喉中有哮鸣声,咯吐不爽,痰稀薄色白,面色晦滞,口淡不渴,面白肢冷,舌苔白滑,脉浮紧。有哮喘病史20年。

57. 应诊断为

A. 肺炎链球菌肺炎

B. 急性支气管炎

C. 支气管哮喘

D. 急性上呼吸道感染

E. 支气管扩张症

58. 其辨证为

A. 风寒犯肺证

B. 阳虚水泛证

C. 脾虚证

D. 寒哮证

E. 痰浊阻肺证

59. 本病的治法为

A. 燥湿化痰,降气止咳

B. 温肺散寒,化痰平喘

C. 温肾健脾,化饮利水

D. 健脾化痰

E. 疏风散寒,宣肺止咳

60. 治疗应首选

A. 射干麻黄汤

B. 三拗汤合止嗽散

C. 真武汤合五苓散

D. 六君子汤

E. 二陈汤合三子养亲汤

61. 若表寒明显,寒热身疼,可加

A. 桂枝、生姜

B. 麻黄、葶苈子

C. 黄芪、紫苏子

D. 干姜、桂枝

E.生姜、荆芥

(62~64题共用题干)

患者,男,64岁。症见心悸气短,面色晦暗,口唇青紫,静脉怒张,胸胁满闷,胁下痞块,舌中有紫斑,瘀点,脉细涩。心尖搏动向左下移位,呈抬举性搏动,于胸骨左中下缘可闻及叹气样舒张期杂音,为递减型,在心尖区可闻及隆隆样舒张早期杂音。X线检查示左室扩大和升主动脉扩张。

62.最可能的诊断是
  A.二尖瓣狭窄
  B.主动脉瓣关闭不全
  C.二尖瓣关闭不全
  D.主动脉瓣狭窄
  E.室间隔缺损

63.其治法是
  A.益气养阴,宁心复脉
  B.益气养心,活血通脉
  C.温补心肾,化气行水
  D.温肾助阳,泻肺行水
  E.补虚固脱

64.治疗应首选
  A.独参汤合桃仁红花煎
  B.炙甘草汤
  C.参附汤合五苓散
  D.真武汤合葶苈大枣泻肺汤
  E.参附汤合生脉散

(65~67题共用题干)

患者,男,68岁。2周来反复胸痛,发作与劳累及情绪有关,休息可以缓解。3小时前出现持续性疼痛,进行性加剧,气促,不能平卧,血压110/70mmHg,心率120次/分,律齐,心尖部闻及3/6级收缩期杂音,双肺散在哮鸣音及湿性啰音。

65.根据上述临床表现,最可能的诊断是
  A.风心病二尖瓣关闭不全
  B.扩张型心肌病

C.支气管哮喘
  D.支气管肺炎
  E.急性心肌梗死并发左心衰竭

66.首选的检查为
  A.X线胸片
  B.心电图
  C.超声心动图
  D.血清心肌酶
  E.心肌核素扫描

67.首选治疗方案为
  A.β受体阻滞剂预防室性心律失常
  B.抗生素控制感染
  C.洋地黄类药物
  D.肾上腺皮质激素减轻支气管痉挛
  E.吗啡和利尿剂

(68~70题共用题干)

患者,女,40岁。烦躁易怒,怕热多汗2周,伴多食,体重减轻,偶有双手震颤。查体:甲状腺弥漫性肿大Ⅰ度,随吞咽动作上下移动,可闻及血管杂音,心率110次/分,TT_3、TT_4均高,TSH低于正常。

68.诊断为
  A.冠状动脉粥样硬化性心脏病
  B.神经官能症
  C.单纯性甲状腺肿
  D.肺结核
  E.甲状腺功能亢进症

69.其治疗方法是
  A.主要为手术治疗
  B.抗甲状腺药物、放射性碘及手术治疗
  C.主要为放射碘治疗
  D.食物疗法及中药治疗
  E.主要为抗甲状腺药物治疗

70.下列选项中,不属于手术适应证的是
  A.甲状腺危象患者
  B.胸骨后甲状腺肿
  C.甲状腺肿大显著,有压迫症状者
  D.中、重度甲亢,停药后复发者

E. 中、重度甲亢,长期服用药物无效者

(71～73 题共用题干)

患者,男,30 岁。腹痛腹泻 2 年余,时轻时重,泻下黏液血便,3～5 次/日。近 3 个月来腹泻加重,达 8～10 次/日,时有便血,伴发热。查体:左下腹压痛,曾用氧氟沙星、氯霉素等药物治疗无效。

71. 本病初步诊断应考虑为

A. 溃疡性结肠炎

B. 大肠癌

C. 肠结核

D. 慢性细菌性痢疾

E. 阿米巴痢疾

72. 如需确诊,可进行的检查是

A. 血常规

B. 大便常规

C. 大便培养

D. 结肠镜

E. 肠道钡灌肠

73. 该病中医可以考虑为

A. 便血

B. 聚证

C. 腹泻

D. 积证

E. 腹痛

(74～76 题共用题干)

患者,男,56 岁。轻度浮肿 3 年,血压 160/100mmHg,尿蛋白(＋),红细胞 6/HP,颗粒管型(＋),血尿素氮轻度增高。

74. 本病例应诊断为

A. 慢性肾小球肾炎肾病型

B. 慢性肾小球肾炎高血压型

C. 慢性肾小球肾炎急性发病型

D. 间质性肾炎

E. 慢性肾小球肾炎普通型

75. 下列对本病的治疗叙述正确的是

A. 防止肾功能进行性恶化,改善临床症状

及防止严重合并症

B. 积极消除蛋白尿

C. 激素治疗

D. 消除尿血红细胞为主

E. 细胞毒药物治疗

76. 本病中医宜诊断为

A. 胸痹

B. 虚劳

C. 膏淋

D. 水肿

E. 痿证

(77～79 题共用题干)

患者,女,15 岁。1 个月前患急性扁桃体炎,1 周前因水肿、尿少、腰痛入院。查体:血压 145/95mmHg,白蛋白 40g,尿蛋白(＋＋),白细胞 3～5/HP,血尿素氮 8.7mmol/L。

77. 本病例应诊断为

A. 急性肾小球肾炎

B. 急进性肾小球肾炎

C. 隐匿性肾小球肾炎

D. 慢性肾小球肾炎

E. 肾病综合征

78. 应与本病相鉴别的疾病是

A. IgA 肾病

B. 肾小管酸中毒

C. 肾病综合征

D. 间质性肾炎

E. 急进性肾小球肾炎

79. 本病的治疗是

A. 紧急行扁桃体摘除术

B. 急性期应卧床休息,待症状、体征恢复后逐步增加活动量

C. 激素

D. 细胞毒药物

E. 抗病毒药物

(80～84 题共用题干)

患者,男,38 岁。冬春季发作性节律性胃

部疼痛 10 年,近 1 周来疼痛剧烈,以半夜最甚,进餐后可缓解。疼痛时喜温喜按,畏寒肢冷,腹胀便溏。查体:心率 75 次/分,心律规整,腹平软,未及包块,上腹部偏右压痛明显,无反跳痛及肌紧张。舌淡胖,苔白,脉迟缓。

80. 首先考虑的诊断是
   A. 慢性胃炎
   B. 慢性胆囊炎
   C. 胃溃疡
   D. 慢性胰腺炎
   E. 十二指肠溃疡

81. 其中医证型是
   A. 肝胃不和证
   B. 脾胃虚寒证
   C. 胃阴不足证
   D. 肝胃郁热证
   E. 胃络瘀阻证

82. 其中医治法是
   A. 疏肝理气,健脾和胃
   B. 清胃泻热,疏肝理气
   C. 健脾养阴,益胃止痛
   D. 温中散寒,健脾和胃
   E. 活血化瘀,通络和胃

83. 如患者出现上消化道大出血,其特征表现是
   A. 呕血和黑便
   B. 失血性周围循环衰竭
   C. 发热
   D. 贫血
   E. 氮质血症

84. 如需选用抑酸药物治疗,作用最强的是
   A. 西咪替丁
   B. 雷尼替丁
   C. 法莫替丁
   D. 硫糖铝
   E. 奥美拉唑

(85~87 题共用题干)
   患者,男,35 岁。因头痛、头晕 1 年,加重

1 周,伴心悸、乏力、鼻出血及牙龈出血来诊。查体:血压 170/110mmHg,皮肤黏膜苍白,HB 65g/L,PLT 148×10^9/L,尿蛋白(+++),尿红细胞 3 ~ 5/HP,BUN 38mmol/L,Scr 887μmol/L,肌酐清除率(Ccr)10mL/min。肾脏 B 超示左肾 8.9cm×4.6cm×4.1cm,右肾 8.7cm×4.4cm×4.1cm,双肾皮质变薄。

85. 该患者的诊断是
   A. 急性肾损伤
   B. 慢性肾衰竭氮质血症期
   C. 慢性肾衰竭尿毒症期
   D. 轻度高血压脑病
   E. 急进性肾小球肾炎

86. 该患者不可能出现的电解质和酸碱平衡失调是
   A. 低钙血症
   B. 高镁血症
   C. 低钠血症
   D. 低镁血症
   E. 代谢性酸中毒

87. 该患者最佳的治疗措施是
   A. 纠正贫血
   B. 控制高血压
   C. 积极止血
   D. 胃肠透析
   E. 血液净化

(88~90 题共用题干)
   患者,女,26 岁。因腰痛、四肢酸痛半年就诊。近 1 年来多饮、多食、多尿、乏力。查体:左下肢有一指甲大溃疡,经久不愈。心肺阴性,空腹血糖 17.7mmol/L,电解质正常,尿糖(++++),酮体(++)。

88. 西医诊断为
   A. 神经性糖尿
   B. 1 型糖尿病
   C. 嗜铬细胞瘤
   D. 肾原型糖尿
   E. 2 型糖尿病

89. 患者可能已患的并发症为
    A. 肾脏病变
    B. 心血管病变
    C. 白内障
    D. 糖尿病高渗性昏迷
    E. 感染

90. 本病药物治疗主要是
    A. 阿卡波糖
    B. 二甲双胍
    C. 胰岛素
    D. 格列本脲
    E. 格列齐特

(91~94 题共用题干)
    患者,女,46 岁。关节疼痛 3 年余,受寒疼痛加重。近 3 个月来逐渐消瘦,低热,关节灼热疼痛,形寒肢冷,阴雨天疼痛加重,得温则舒,舌质红,苔白,脉弦细。

91. 辨证为
    A. 寒热错杂证
    B. 湿热痹阻证
    C. 气营热盛证
    D. 瘀热痹阻证
    E. 阴虚内热证

92. 其治法为
    A. 清热凉血,活血散瘀
    B. 清热解毒,凉血化斑
    C. 祛风散寒,清热化湿
    D. 养阴清热,祛风通络
    E. 清热利湿,祛风通络

93. 治疗应首选
    A. 犀角地黄汤
    B. 丁氏清络饮
    C. 桂枝芍药知母汤
    D. 四妙丸
    E. 清瘟败毒饮

94. 若关节红肿热痛明显,应加
    A. 金银花、连翘、竹叶
    B. 青蒿、地骨皮

    C. 黄连、黄柏、大黄、贯众、板蓝根
    D. 金银花、蒲公英、板蓝根
    E. 牛黄粉、羚羊角粉

(95~98 题共用题干)
    患者,女,65 岁。既往中风病史 5 年,因四肢抽搐伴短暂神志不清半小时入院。发作时症见四肢抽搐,吐涎,吼叫。平素急躁易怒,心烦失眠,口苦咽干,便秘溲黄,舌质红,苔黄腻,脉弦滑数。查体:T 37.3℃,P 88 次/分,R 23 次/分,BP 140/90mmHg。嗜睡,抬入病房,双瞳孔等大,直径 3mm,对光反射存在。颈软,心肺未见明显异常,四肢肌力正常,双侧病理反射未引出。

95. 最可能的诊断是
    A. 癫痫
    B. 脑出血
    C. 脑梗死
    D. 蛛网膜下腔出血
    E. 腔隙性脑梗死

96. 其辨证是
    A. 风痰闭阻证
    B. 痰火扰神证
    C. 肝阳暴亢,肝风上扰证
    D. 痰热腑实,痹闭阻脉络证
    E. 痰热内闭清窍证

97. 中医治疗应首选
    A. 定痫丸
    B. 龙胆泻肝丸合涤痰汤
    C. 天麻钩藤饮
    D. 星蒌承气汤
    E. 至宝丹合羚羊角汤

98. 若有肝火动风之势,可加
    A. 天麻、石决明、钩藤、地龙、全蝎
    B. 代赭石、羚羊角、牛黄、地龙
    C. 石决明、牡蛎、全蝎、蜈蚣、麝香
    D. 天麻、钩藤、僵蚕、苏合香
    E. 牛黄、羚羊角、琥珀、僵蚕

(99~100题共用题干)

患者,男,58岁。劳力性呼吸困难,心悸气短,身重乏力,心烦不寐,潮热盗汗,眩晕耳鸣,恶心呕吐,食欲不振,肢肿形瘦,唇甲稍暗,舌质暗红,少苔,脉细数。查体:颈静脉怒张,肝-颈静脉回流征阳性,肝大伴压痛,心脏听诊肺动脉瓣区第二心音亢进、心尖区舒张期奔马律和收缩期杂音。

99.首先考虑的诊断为

　　A.慢性左心衰竭

　　B.慢性右心衰竭

　　C.慢性全心衰竭

　　D.急性左心衰竭

　　E.急性右心衰竭

100.治疗应首选

　　A.保元汤合桃红饮

　　B.生脉散合酸枣仁汤

　　C.生脉饮合血府逐瘀汤

　　D.人参养荣汤合桃红四物汤

　　E.桂枝甘草龙骨牡蛎汤合金匮肾气丸

一、A2 型题

答题说明

以下每一道考题下面有 A、B、C、D、E 五个备选答案。请从中选择一个最佳答案。

1. 患者,男,45 岁。突发呼气性呼吸困难,持续 6 小时,烦躁不安,氨茶碱治疗无效,痰黏。过去有类似病史。查体:闻及满肺哮鸣音。治疗应首选
   A. 大剂量青霉素静脉滴注
   B. 毛花苷丙静脉推注
   C. 吗啡皮下注射
   D. 地塞米松静脉滴注
   E. 沙丁胺醇雾化吸入

2. 患者,男,30 岁。乏力、咳嗽 1 月。低热、盗汗、痰中带血 1 周。胸片示右肺上叶尖段絮状阴影,伴边缘模糊。最可能的诊断是
   A. 支气管扩张
   B. 浸润型肺结核
   C. 原发性肺结核
   D. 癌性空洞伴感染
   E. 金黄色葡萄球菌肺炎

3. 患者,男,30 岁。半年来反复出现口腔及舌部白斑,涂片及培养均发现白色念珠菌。既往体健,有吸毒史。体检:体温不高,血 WBC3.8×10^9/L。为了查找反复真菌感染的原因,下列各项检查中最有帮助的是
   A. 检查血清免疫球蛋白水平
   B. 骨髓穿刺检查造血情况
   C. 查血糖
   D. 查抗 HIV
   E. 检查血清补体 C3 水平

4. 患者,男,45 岁。发热、咳嗽 4 天。食欲不佳,既往经常心悸、胸闷,当地卫生院诊断为肺部感染,给予抗感染、补液等治疗,10 小时后患者突发心悸、咳嗽加重,气急,被迫坐起。最可能的原因是
   A. 输液反应
   B. 肺部感染加重
   C. 输液不足
   D. 急性肺水肿
   E. 心力衰竭

5. 患者,女,46 岁。胆怯心悸,失眠多梦,易醒,遇事易惊,气短倦怠,小便清长,舌质淡,脉弦细。治疗应首选
   A. 安神定志丸
   B. 朱砂安神丸
   C. 酸枣仁汤
   D. 天王补心丹
   E. 养心汤

6. 患者,女性,56 岁。心悸失眠 1 月余。思虑过度则见心悸,眩晕,失眠,多梦,食少,体倦乏力,面色无华,舌淡,脉细弱。其中医证型是
   A. 肝气乘脾
   B. 气血不足
   C. 心神不宁
   D. 心肾不交
   E. 肝火犯胃

7. 患者,男性,78 岁。既往有下壁心梗病史。现症见心悸气短,动则加剧,面色苍白,腰膝酸软,小便清长,下肢浮肿,舌质淡,脉沉迟。其中医治法是
   A. 温补心阳,通脉定悸
   B. 温补心肾,蠲饮宁心
   C. 益气养阴,养心通脉
   D. 补血养心,益气健脾
   E. 理气化痰,宁心通脉

8. 患者,男性,65 岁。胸闷痛反复发作 10 年,加重 1 小时。现患者胸闷痛彻背,心慌,大汗出,四肢厥冷,面色唇甲青紫,脉沉微欲绝。应首先考虑的病证结合诊断是
   A. 急性心肌梗死,气阴两虚证
   B. 心绞痛,寒凝心脉证
   C. 急性心肌梗死,心阳欲脱证
   D. 心绞痛,心肾阳虚证
   E. 急性心肌梗死,寒凝心脉证

9. 患者,女,48 岁。进行性厌食和上腹部胀痛、进食发噎 1 年。面色苍白,舌质红苔白,脉弦。肝功能正常,大便隐血试验持续阳性。其中医证型是
   A. 肝胃不和证
   B. 脾胃虚寒证
   C. 胃热伤阴证
   D. 气血两虚证
   E. 痰湿阻胃证

10. 患者,女,25 岁。慢性腹泻 4 年,大便每天 4~5 次,常带少量脓血,大便培养阴性。纤维结肠镜检见乙状结肠、直肠黏膜充血,少数散在浅溃疡。治疗首选的药物是
    A. 柳氮磺胺吡啶
    B. 氟哌酸
    C. 泼尼松
    D. 强化可的松保留灌肠
    E. 甲硝唑保留灌肠

11. 患者,男,59 岁。反复不规则上腹痛 3 年。近日来,其纳差,突然呕血 3 次,每次 300mL,积极治疗 24 小时,仍不能止血。血压 92/52mmHg。进一步治疗措施是
    A. 注射蛇毒血凝酶(注射用)
    B. 雷尼替丁静脉滴注
    C. 胃内去甲肾上腺素灌注
    D. 尽快手术治疗
    E. 输液输血

12. 患者,男,36 岁。2 天来,其排柏油样便 6 次,今晨昏倒急诊入院。既往无上腹痛及肝病史,近期无服药史。查体:血压 60/40mmHg,脉搏 130 次/分。首选给予的治疗是
    A. 立即镜下检查并行镜下止血
    B. 口服抑酸药
    C. 补充血容量
    D. 冰盐水洗胃
    E. 口服去甲肾上腺素

13. 患者,男性,25 岁。发热,牙龈出血,皮肤瘀斑 5 天,胸骨压痛明显,肝脾肋下可触及。查:血红蛋白 70g/L,白细胞 50×10^9/L,血小板 20×10^9/L;骨髓原始细胞 0.9,POX 阴性,PAS 阳性呈粗颗粒状,非特异性酯酶阴性,血清溶菌酶正常。其诊断是
    A. 急性粒细胞白血病
    B. 急性早幼粒细胞白血病
    C. 急性单核细胞白血病
    D. 急性淋巴细胞白血病
    E. 急性红白血病

14. 患者,男性,35 岁。其半年来逐渐贫血,不发热,无出血症状,尿呈浓茶色,巩膜轻度黄疸,肝脾不大,血红蛋白 82g/L,白细胞 5.6×10^9/L,血小板 93×10^9/L,网织红细胞 5%。为确诊首先应行
    A. 骨髓穿刺
    B. 血清铁检查
    C. 尿含铁血黄素检查
    D. 抗人球蛋白试验
    E. 酸化血清溶血试验

15. 患者,女性,60 岁。身高 172cm,体重 66kg,近来夜尿明显增多,空腹血糖 6.4mmol/L。1 月后做 OGTT 显示:空腹血糖 6.7mmol/L,餐后 2 小时血糖 6.1mmol/L。以下哪项考虑是正确的

A. 可除外糖尿病

B. 应重复 1 次 OGTT

C. 可能患有隐性糖尿病

D. 应重复 1 次餐后 2 小时血糖

E. 应做 24 小时尿糖定量

16. 患者,男,67 岁。诊断为阿尔茨海默病,现症见心烦躁动,言语颠倒,歌笑不休,眩晕头痛,大便秘结,口干咽燥,舌红苔黄,脉弦数。中医辨证是

A. 心肝火旺证

B. 心火上炎证

C. 肝阳上亢证

D. 心脾两虚证

E. 心肝血虚证

17. 患者,女性,55 岁。糖尿病史 10 年。近 2 月来感双足趾端麻木,大腿皮肤针刺样疼痛伴尿失禁、无汗就诊。查体:消瘦,营养欠佳,双手骨间肌萎缩,肌力Ⅳ级。双肺未闻及干、湿啰音,病理反射阴性。空腹血糖 14.1mmol/L,酮体阴性。下列哪项是最可能的诊断

A. 糖尿病并发脑血管意外

B. 糖尿病性神经病变

C. 糖尿病性感觉神经病变

D. 糖尿病性自主神经病变

E. 糖尿病微血管病变

18. 患者,男,42 岁。结肠炎病史 5 年。每日腹泻 7 ~ 10 次,呈水样便,夹有黏液,近半月乏力明显加重,下肢尤甚。实验室检查:血钠 140mmol/L,血钾 2.3mmol/L。诊断为低钾血症,给予补钾治疗。应给予的补钾量是

A. 100mmol

B. 200mmol

C. 300mmol

D. 400mmol

E. 500mmol

19. 患者,女性,58 岁。5 年前其确诊糖尿病,长期口服格列吡嗪控释片(每日 5mg)。坚持服用普伐他汀(40mg 睡前服)6 个月并严格坚持低脂饮食。无冠心病家族史。近日其行运动后心肌核素扫描提示心尖部充盈缺损。其血脂和血糖如下:TC 6.23mmol/L, TG 1.80mmol/L, LDL 4.12mmol/L, HDL 1.10 mmol/L, GLU 6.20mmol/L。依据上诉情况,应向其推荐以下治疗措施

A. 普伐他汀改为吉非贝齐每次 0.3g,每日 3 次

B. 停用普伐他汀,改用辛伐他汀 40mg 或阿托伐他汀 20mg,睡前服

C. 加用考来烯胺每日 1g,并继续服用普伐他汀

D. 加用烟酸每次 1g,每日 2 次

E. 减少新鲜水果和脂肪的摄入,以降低甘油三酯水平

20. 患者,女性,66 岁。既往有糖尿病病史 10 余年,长期口服降糖药治疗,血糖控制差。查体:身高 158cm,体重 76kg。给予人胰岛素(总量 60U/d)治疗 2 周后,血糖仍为 11.3 ~ 18.6mmol/L。目前首先考虑患者存在

A. 胰岛素抵抗

B. 胰岛素抗药性

C. 胰岛素过敏

D. 胰岛素过量

E. 黎明现象

21. 患者,男,42 岁。糖尿病病史 5 年,口服二甲双胍治疗,血糖控制欠佳。查尿微量白蛋白 89mg/24h。初步诊断为

A. 2 型糖尿病

B. 2 型糖尿病,糖尿病肾病Ⅱ期

C. 2 型糖尿病,糖尿病肾病Ⅲ期

D. 2 型糖尿病,糖尿病肾病Ⅳ期

E. 2 型糖尿病,糖尿病肾病Ⅴ期

22. 患者,男性,80 岁。其患 2 型糖尿病合并肺心病,长期服用磺脲类加二甲双胍治疗至今,2 天前因慢性支气管炎急性感染,出现明显发绀,甚至昏迷。首先应考虑

A. 酮症酸中毒

B. 高渗性非酮症糖尿病昏迷

C. 乳酸性酸中毒

D. 水中毒

E. 低血糖

23. 患者,男性,80 岁。既往有糖尿病病史 10 余年,口服降糖药 7 年,胰岛素治疗 3 年,血糖控制可。患者出现下肢疼痛,发冷 1 个月,以行走时明显,休息后可缓解。查体:双侧足背动脉搏动消失,皮肤完好。需要进一步检查

A. 下肢神经诱发电位检测

B. 下肢动脉超声检测

C. 下肢骨密度检测

D. 下肢关节 X 线片

E. 下肢肌电图检测

24. 患者,男,32 岁。其于劳动中突然出现剧烈头痛、呕吐,并发四肢抽搐 1 次。查体:颈项强直,克氏征、布氏征阳性。头颅 CT:蛛网膜下腔可见高密度影。最可能的诊断是

A. 脑梗死

B. 丘脑出血

C. 蛛网膜下腔出血

D. 桥脑出血

E. 小脑出血

25. 某女,55 岁,反复双手近端指间关节、掌指关节肿痛 1 年,曾间断使用非甾体消炎药,症状有所缓解,近 1 个月出现低热,关节肿胀加重,并出现肘关节鹰嘴突皮下结节。ESR 56mm/h。最适宜的治疗措施是

A. 改用糖皮质激素

B. 关节置换术

C. 选用慢作用抗风湿药

D. 应用非甾体消炎药

E. 加用青霉素

26. 患者,女,35 岁。发热 5 天,今日病情加重,高热,体温 39℃,肢厥,神志昏迷,谵语,舌蹇,舌色鲜绛,脉细数。某医院诊断为系统性红斑狼疮。其治疗当用清宫汤送服

A. 安宫牛黄丸

B. 苏合香丸

C. 神犀丹

D. 玉枢丹

E. 通关散

27. 患者,女,30 岁。指间关节红肿疼痛。诊断类风湿关节炎最有意义的实验室指标是

A. 血清抗链球菌溶血素"O"阳性

B. 抗链球菌激酶阳性

C. 抗透明质酸酶阳性

D. 血沉加快

E. 类风湿因子阳性

28. 患者发热,口苦,饮食无味,纳呆或有恶心,泛泛欲吐,关节肿痛以下肢为重,全身困乏无力,下肢沉重酸胀,浮肿,舌苔黄腻,脉滑数。其中医证型是

A. 湿热痹阻证

B. 寒热错杂证

C. 阴虚内热证

D. 脾胃虚弱证

E. 肝肾不足证

29. 患者,女,52 岁。面部红斑,心悸怔忡,健忘失眠,多梦,面色不华,肢体麻木,舌淡苔薄白,脉细缓。其中医治法是

A. 祛风通络

B. 清热祛风

C. 凉血活血

D. 益气养血

E. 健脾补肾

30. 患者，女性，38岁。其患系统性红斑狼疮并发缺血性骨坏死。下列措施正确的是

A. 继续服用激素

B. 加强活动，促进血液循环，利于恢复

C. 采用不负重体位6个月

D. 不应行外科人工股骨头置换

E. 换用环磷酰胺治疗

31. 男性患者，32岁。其因脓毒败血症并发休克和急性呼吸窘迫综合征行机械通气治疗。$FiO_2$60%，其 PaO_2 仍低于8kPa，拟加用呼气末正压（PEEP），压力选择应该

A. 逐步增加压力，以不超过 +1.47kPa 而 PaO_2 达到8kPa为宜

B. 逐步增加压力，以不超过 +1.96kPa 而 PaO_2 达到8kPa为宜

C. 逐步增加压力，以不超过 +0.98kPa 而 PaO_2 达到8kPa为宜

D. 使 FiO_2 降至60%以下，PaO_2 提高至8kPa以上，压力可以不限制

E. 休克患者禁忌机械通气和应用PEEP

32. 患者，男，56岁。体力活动明显受限，步行一个街区或上一层楼梯即可引起心绞痛发作，应属于CCSC分级的

A. Ⅰ级

B. Ⅱ级

C. Ⅲ级

D. Ⅳ级

E. 未达到Ⅰ级

33. 患者，男，49岁。其因寒战、高热、咳嗽4天入院。查体：血压110/70mmHg，急性病

容，呼吸急促，口唇发绀，右下肺可听到支气管呼吸音。X线胸片示：肺段大片、均匀炎症浸润阴影。实验室检查：白细胞总数11.9×10^9/L，中性粒细胞0.76%。下列治法错误的是

A. 一经诊断应立即开始抗生素治疗

B. 首选青霉素G

C. 病人应卧床休息，宜食用营养而易消化的食物

D. 可应用大环内酯类、氟喹诺酮类、头孢菌素类药物治疗

E. 首先应用退热剂，使体温尽快恢复正常

34. 患者，男，59岁。其素有蛋白尿，诊为慢性肾炎，近2个月因工作劳累，有明显疲劳感。查血常规，血红蛋白85g/L，红细胞280×10^{12}/L，急查血肌酐545μmol/L，血尿素氮16.7mmol/L，血钾6.7mmol/L。应采取的治疗措施是

A. 口服利尿剂

B. 肾脏移植

C. 注射促红细胞生成素

D. 血液透析

E. 口服氧化淀粉

35. 患者，女，60岁。其逐渐出现记忆障碍，以记忆力受损为主，掌握知识能力逐渐下降，社交能力下降，伴有言语困难，不能准确判断物品位置。应考虑的诊断是

A. 蛛网膜下腔出血

B. 脑出血

C. 腔隙性脑梗死

D. 阿尔茨海默病

E. 癫痫

36. 患者，男，43岁。其因尿频、尿急、尿痛就诊，考虑为尿路感染。给予庆大霉素静脉滴注，1天后小便减少，24小时尿量80mL，急查血肌酐278μmol/L，血尿素氮

18.4mmol/L。应考虑的诊断是

A. 急性肾炎

B. 尿路感染

C. 急性肾衰竭

D. 弥漫性血管内凝血

E. 尿道炎

37. 患者,女,78 岁。诊断为帕金森病。现症见表情呆钝,肢体振幅大,动作迟缓,肢体拘痉,活动笨拙,头晕目眩。耳鸣健忘,急躁易怒,多梦,腰膝酸软。舌红苔少,脉弦细数。其中医辨证是

A. 气血两虚证

B. 肝肾阴虚证

C. 风痰阻络证

D. 血瘀动风证

E. 阴阳两虚证

38. 患者,男,70 岁。左侧胸闷痛持续 3 小时,疼痛向左肩放射,劳累后诱发,心烦少寐,伴心悸,气短,头晕,乏力,大汗出,舌淡紫苔薄白,脉细弱。其中医治法是

A. 豁痰活血,理气止痛

B. 益气活血,祛瘀止痛

C. 益气滋阴,通脉止痛

D. 回阳救逆,益气固脱

E. 温阳利水,通脉止痛

39. 患者,女,55 岁。既往有高血压病史 10 年。患者于日前活动时突然出现口角㖞斜,言语不利,四肢无力。头颅 CT 示:深穿支可见一个直径为 7mm 圆形腔隙性低密度阴影,边界清晰。应考虑的诊断是

A. 脑出血

B. 癫痫

C. 腔隙性脑梗死

D. TIA

E. 蛛网膜下腔出血

40. 患者,女,40 岁。10 多年来经常咳嗽,有时咳黄痰,3 天前突然咯血约 150mL。查体:心肺无明显阳性体征。X 线胸片:双肺下野纹理略增粗。应首先考虑的诊断是

A. 慢性支气管炎

B. 支气管扩张症

C. 支气管内膜结核

D. 支气管癌

E. 支气管囊肿继发感染

41. 患者,女,28 岁。其反复胃胀不适,面色苍白。检查发现重度贫血;胃镜见胃体黏膜萎缩。此病例首先考虑的诊断是

A. 慢性胃体炎

B. 慢性胃窦炎

C. 慢性浅表性胃炎

D. 急性单纯性胃炎

E. 急性糜烂出血性胃炎

42. 患者,男,70 岁。其上腹部无规律性隐痛 2 个月,1 小时前呕咖啡样物 150mL,排出柏油样便 300mL 来诊。患者无肝病史。查体:血压 90/60mmHg,心率 110 次/分,上腹部轻度压痛,肝脾肋下未触及。血红蛋白 90g/L。其止血措施最好选择

A. 维生素 K 静脉滴注

B. 奥美拉唑静注

C. 6 - 氨基己酸静脉滴注

D. 三腔两囊管压迫

E. 垂体后叶素静脉滴注

43. 患者,女,34 岁。其近 1 周咳嗽,发热,今晨起感胸闷、心悸。心电图 PR 间期 0.22s,P 波规律出现,无 QRS 波脱落。其最可能考虑的诊断是

A. 正常心电图

B. 窦性心律不齐

C. 低钾血症

D. 二度Ⅰ型房室传导阻滞

E. Ⅰ度房室传导阻滞

A. 通腑泄热,化痰理气

B. 清热化痰,醒神开窍

C. 辛温化痰,开窍息风

D. 清热泻火,通络化痰

E. 活血通络,化痰开窍

44. 患者,女,63 岁。既往有慢性支气管炎病史 30 余年,2 日前因着凉病情加重。现症见咳喘气急,咽痒,胸闷,痰白量多,伴有恶寒发热,舌苔薄白,脉浮紧。其首选的方剂是

A. 三拗汤合止嗽散

B. 二陈汤合三子养亲汤

C. 小青龙汤合六君子汤

D. 射干麻黄汤合玉屏风散

E. 麻黄汤合华盖散

48. 王某,男,30 岁。突发寒战高热,咯吐铁锈色痰,伴胸痛、心悸。查体:心率 125 次/分,呼吸急促,口唇发绀,左下肺叩诊呈浊音,可闻及管状呼吸音。血常规:白细胞总数 11.6×10^9/L。治疗应首选的措施是

A. 针对病原菌选用有效抗生素

B. 畅通气道,吸氧

C. 应用糖皮质激素

D. 纠正水、电解质和酸碱紊乱

E. 应用血管活性药物

45. 患者,女,35 岁。双肘、腕、手指近端指间关节肿痛 2 年,加重 2 周,以类风湿关节炎收入院。给予泼尼松、布洛芬和青霉胺治疗,后出现恶心、反酸和胃部不适。此症状可能是

A. 青霉胺不良反应

B. 布洛芬不良反应

C. 泼尼松不良反应

D. 病情加重所致

E. 进食不当所致

49. 患者,女,50 岁。进行性厌食和上腹部胀痛,进食发噎,日益消瘦 1 年。查体:面色苍白,双下肢轻微水肿,舌红苔白,脉弦。肝功能正常,大便隐血试验持续阳性,尿常规未发现异常。其中医治法是

A. 燥湿健脾,化痰和胃

B. 清热和胃,养阴润燥

C. 健脾养阴,益胃止痛

D. 温中散寒,健脾和胃

E. 疏肝和胃,降逆止痛

46. 患者,男,38 岁。因外伤行肝破裂修补术,肝活检病理检查示假小叶形成。既往体健,1 个月前 B 超检查肝脾未见异常。此患者原有的疾病是

A. 慢性活动性肝炎

B. 慢性迁延性肝炎

C. 亚临床期肝癌

D. 肝硬化

E. 脂肪肝

50. 患者,男,32 岁。西医诊断为溃疡性结肠炎。症见大便时溏时泻,迁延反复,粪便可见黏液,神疲懒言,肢体倦怠,食少腹胀,舌质淡胖,苔薄白,脉细弱。治疗应首选

A. 四君子汤

B. 白头翁汤

C. 痛泻要方

D. 参苓白术散

E. 补阳还五汤

47. 患者,女,78 岁。诊断为脑血栓。现症见半身不遂,舌强不语,口眼㖞斜,偏身麻木,口黏痰多,腹胀便秘,头晕目眩,舌红苔黄腻,脉弦滑。其中医治法是

二、A3/A4 型题

> **答题说明**
>
> 以下提供若干个案例,每个案例下设若干考题。请根据各考题题干所提供的信息,在每题下面的 A、B、C、D、E 五个备选答案中选择一个最佳答案。

(51～53 题共用题干)

李某,女,56 岁。其突发寒战高热,咳嗽咳痰,右胸痛 3 天,予退热剂后出现大汗淋漓,头晕,眼花,心悸,速来急诊。现症见干咳少痰,咳嗽声低,气短神疲,身热,手足心热,自汗,心胸烦闷,口渴欲饮,舌红苔薄黄,脉细数。查体:血压 70/45mmHg,心率 110 次/分,呼吸急促,口唇发绀,右下肺叩浊音,可闻及管状呼吸音。血常规:白细胞 12.6×10^9/L;中性粒细胞 0.86%。X 线示:右下肺大片炎症浸润阴影。

51. 其病证结合诊断是
    A. 肺炎球菌肺炎,气阴两虚证
    B. 肺脓肿,气阴两虚证
    C. 休克型肺炎,正虚邪恋证
    D. 支原体肺炎,肺阴亏虚证
    E. 葡萄球菌肺炎,肺阴亏虚证

52. 其中医治法是
    A. 益气养阴,润肺化痰
    B. 养阴清肺,止咳化痰
    C. 益气养阴,宽胸止咳
    D. 滋阴润肺,化痰平喘
    E. 益气养阴,理气化痰

53. 治疗首选的方剂是
    A. 桑菊饮
    B. 苇茎汤
    C. 清营汤
    D. 生脉散
    E. 竹叶石膏汤

(54～56 题共用题干)

患者,女,35 岁。4 周前感冒后一直低热,咽痛,1 周来心悸胸闷,斑疹隐隐,烦躁不安,舌红绛苔黄燥,脉细数。查体:心尖部可闻及乐音样收缩期杂音,超声心电图发现赘生物,2 次血培养阳性。

54. 其最可能的诊断是
    A. 风心病
    B. 斑疹伤寒
    C. 急性肾小球肾炎
    D. 风湿热
    E. 感染性心内膜炎

55. 其中医治法是
    A. 疏风清热,辛凉解表
    B. 清热生津,泻火解毒
    C. 清营解毒,凉血活血
    D. 滋阴清热,凉血活血
    E. 益气养阴,活血祛瘀

56. 治疗首选的方剂是
    A. 银翘散
    B. 白虎汤合五味消毒饮
    C. 清营汤合犀角地黄汤
    D. 青蒿鳖甲汤
    E. 生脉散合补阳还五汤

(57～59 题共用题干)

患者,男,60 岁。症见进行性厌食,上腹部胀痛,进食发噎,呕吐痰涎 3 个月。查体:面色苍白,苔白腻,脉弦滑。肝功能正常,大便隐血试验持续阳性。

57. 应首先考虑的诊断是
    A. 慢性胃炎
    B. 胃癌
    C. 胃溃疡
    D. 慢性肝炎
    E. 肝癌

58. 其中医证型是
    A. 肝胃不和证

B. 脾胃虚寒证

C. 胃热伤阴证

D. 气血两虚证

E. 痰气交阻证

59. 治疗首选的方剂是

 A. 柴胡疏肝散

 B. 开郁二陈汤

 C. 八珍汤

 D. 理中汤

 E. 海藻玉壶汤

（60～64 题共用题干）

 患者，女，35 岁。既往有慢性胆囊炎病史。其饱食后突起持续性上腹部剧痛，痛引两胁，恶心，呕吐，口干苦。检查：体温 38℃，脉搏 103 次/分，血压 110/70mmHg，腹部稍膨胀，剑突下有轻压痛及反跳痛。舌淡红苔白，脉弦细。血清淀粉酶 600U/L（苏氏法）。

60. 首先考虑的诊断是

 A. 胃溃疡穿孔

 B. 急性胰腺炎

 C. 胆囊结石

 D. 急性胃炎

 E. 急性胆囊炎

61. 其中医证型是

 A. 肝胆湿热证

 B. 肠胃热结证

 C. 肝郁气滞证

 D. 热毒炽盛证

 E. 肝肾阴虚证

62. 治疗首选的方剂是

 A. 一贯煎合膈下逐瘀汤加减

 B. 安宫牛黄丸加减

 C. 清胰汤加减

 D. 大承气汤加减

 E. 小柴胡汤加减

63. 若饮食停滞，嗳腐吞酸，可加用的中药是

 A. 麦芽、山楂

 B. 金银花、连翘

C. 炒莱菔子、厚朴

D. 蒲公英、山药

E. 芒硝、大黄

64. 若考虑患者进展为重症，最具有诊断价值的实验室指标是

 A. 血清脂肪酶增高

 B. 血清淀粉酶增高

 C. 血钙降低

 D. 血胆红素增高

 E. 影像检查胰腺增大

（65～66 题共用题干）

 患者，男，66 岁。慢性咳嗽、咳痰 20 年，近 5 年气促明显。查体：球结膜充血水肿，口唇发绀，颈静脉怒张，桶状胸，两肺可闻及干湿性啰音，心率 110 次/分。

65. 本病考虑诊断为

 A. 慢性阻塞性肺气肿

 B. 慢性支气管炎

 C. 心力衰竭

 D. 支气管扩张症

 E. 慢性肺源性心脏病

66. 应选用的抗生素是

 A. 青霉素类

 B. 三代头孢菌素

 C. 喹诺酮类

 D. 氨基糖苷类

 E. 磺胺类

（67～68 题共用题干）

 患者，男，40 岁。中上腹饥饿性隐痛反复发作 10 年，情志不遂时加重，痛引两胁，伴反酸、嗳气，口苦，进食和服用抑酸剂可缓解。舌淡红，苔薄白，脉弦。

67. 该患者最可能的疾病是

 A. 胃癌

 B. 胰腺癌

 C. 消化性溃疡

 D. 慢性胆囊炎

E. 慢性胰腺炎

68. 下列属于本病最直接的诊断方法是
    A. 胃镜检查
    B. X 线钡餐检查
    C. 幽门螺杆菌检测
    D. 胃液分析和血清胃泌素测定
    E. 腹水检查

69. 治疗应首选的方剂是
    A. 柴胡疏肝散合五磨饮子
    B. 一贯煎合芍药甘草汤
    C. 化肝煎合左金丸
    D. 活络效灵丹合丹参饮
    E. 黄芪建中汤

(70~72 题共用题干)

患者,男,40 岁。右上腹痛 2 个月。查体:肝肋下 3cm,脾肋下 2cm,移动浊音阳性。HBsAg 阳性;B 超检查:肝右叶有一直径 5cm 的占位性病变。

70. 该患者最可能的诊断是
    A. 肝硬化
    B. 细菌性肝脓肿
    C. 肝血管瘤
    D. 肝癌
    E. 肝包虫病

71. 该患者最适合的实验室检查是
    A. AFP
    B. γ - GT
    C. 血培养
    D. 包虫囊液皮试
    E. 血清胆红素测定

72. 对该病具有确定诊断意义的检查是
    A. B 超检查
    B. 腹部 CT 检查
    C. X 线检查
    D. 肝功能检查
    E. 肝组织活检或细胞学检查

(73~75 题共用题干)

患者,女,66 岁。突然感到心前区闷痛,伴心悸 4 小时,自服硝酸甘油 2 片,疼痛未能缓解。现症:胸中痛甚,胸闷气促,烦躁,心悸不宁,脘腹胀满,唇甲青暗,舌紫暗,脉沉弦涩。心电图示:Ⅱ、Ⅲ、aVF 导联 ST 段抬高。

73. 该患者的诊断是
    A. 心绞痛
    B. 急性心包炎
    C. 急性心肌梗死
    D. 急性肺动脉栓塞
    E. 肋间神经痛

74. 根据心电图显示,心脏病变部位是
    A. 前壁
    B. 下壁
    C. 正后壁
    D. 前间壁
    E. 广泛前壁

75. 治疗应首选
    A. 桃红四物汤
    B. 生脉散
    C. 参附龙牡汤
    D. 血府逐瘀汤
    E. 当归四逆汤

(76~77 题共用题干)

患者,男,40 岁。因贫血严重行输血治疗,于输血几分钟后,患者即出现严重腰背四肢酸痛,头痛,呕吐,寒战高热,面色苍白和黄疸。急予停止输血并对症处理,患者上述症状消失。

76. 最可能的诊断是
    A. 溶血性反应
    B. 过敏反应
    C. 发热反应
    D. 急性黄疸性肝炎
    E. 输血反应

77. 导致该症状可能的原因是
    A. 异型输血

B.输血速度稍快

C.血源污染

D.血液温度过低

E.患者抵抗力太低

(78～80题共用题干)

患者,男性,30岁。主诉:乏力3个月,伴左上腹饱胀感。体检:浅表淋巴结未触及,肝未触及,脾下界位于肋下5cm处。血常规:血红蛋白90g/L,白细胞170×10⁹/L,血小板300×10⁹/L;原粒细胞0.01,晚幼粒0.4,杆状核0.34,分叶核0.1,嗜碱性粒细胞0.02,中性粒细胞碱性磷酸酶阴性。

78.如需明确诊断,应首选做的检查是

A.肝脾B超

B.腹部CT

C.骨髓检查和活检

D.血沉

E.蛋白电泳

79.进一步检查还需要做的检查是

A.铬红细胞半寿命期

B.染色体

C.MRI

D.同位素骨扫描

E.淋巴管造影

80.其治疗最常用的药物是

A.环磷酰胺

B.泼尼松

C.柔红霉素

D.阿霉素

E.羟基脲

(81～83题共用题干)

患者,女性,20岁。多饮、多尿、纳差伴体重下降半年就诊。体检身高161cm,体重55kg。血糖19.2mmol/L,尿酮体阳性。

81.此时应按下列哪项方案制订饮食治疗措施

A.按实际体重计算饮食

B.按标准体重计算饮食

C.按标准体重计算饮食,参考实际体重逐步调整

D.按标准体重计算饮食,糖类越少越好

E.按标准体重计算饮食,增加蛋白质比例

82.根据目前情况,下列哪项治疗方案是最佳选择

A.应用双胍类降糖药

B.应用长效胰岛素治疗

C.应用短效胰岛素治疗

D.应用磺脲类降糖药治疗

E.应用混合胰岛素治疗

83.在治疗1月后空腹血糖为14mmol/L,中、晚餐前血糖控制较满意。此时何种措施为最佳选择

A.中、晚餐前加用中效胰岛素

B.睡前增加1次短效胰岛素

C.晚餐减量

D.睡前加用口服二甲双胍

E.加强午夜及凌晨血糖监测,然后再调整胰岛素用量

(84～85题共用题干)

患者,男性,37岁。既往有高血压病史。其长期口服降压药治疗,冠状动脉计算机断层扫描发现右冠状动脉有中等程度钙化,但无临床症状。查血脂TC 6.83mmol/L,TG 2.34mmol/L,LDL 4.62mmol/L,HDL 0.98mmol/L。

84.该患者调脂药物首选

A.他汀类

B.贝特类

C.胆酸螯合树脂类

D.烟酸及其衍生物

E.鱼油制剂ω-3脂肪酸

85.该患者调脂治疗的目标值是

A. TC ＜ 5.20mmol/L(200mg/dl);LDL ＜ 3.12mmol/L(120mg/dl)

B. TC ＜ 5.72mmol/L(220mg/dl);LDL ＜ 3.64mmol/L(140mg/dl)

C. TC ＜ 4.68mmol/L(180mg/dl);LDL ＜

2. 60mmol/L(100mg/dl)

    D. LDL < 2.08mmol/L(80mg/dl)

    E. LDL < 1.8mmol/L(70mg/dl)

(86~88题共用题干)

患者,男,65岁。西医诊断为帕金森病。症见表情呆滞,肢体震颤,动作迟缓,肢体拘痉,活动笨拙,头晕目眩,耳鸣健忘,急躁易怒,多梦,腰膝酸软,舌体瘦小,舌质红,苔少,脉弦细数。

86. 最多见的初发症状是

    A. 肌强直

    B. 运动迟缓

    C. 姿势步态异常

    D. 眼睑阵挛

    E. 震颤

87. 治疗应首选

    A. 杞菊地黄丸

    B. 左归丸

    C. 定振汤

    D. 六味地黄丸

    E. 天麻钩藤饮

88. 最基本、最有效的治疗药物是

    A. 苯海索

    B. 金刚烷胺

    C. 罗匹尼罗

    D. 左旋多巴

    E. 溴隐亭

(89~91题共用题干)

患者,女性,58岁。其因慢性阻塞性肺病呼吸衰竭神志不清住院。入院后,行气管插管机械通气支持。1日后,患者神志转清,$PaCO_2$ 由 10.6kPa(80mmHg)降至 5.1kPa(38mmHg)。

89. 本例患者机械呼吸通气量需要调节,主要依据下列哪一因素

    A. 随访血气了解 pH 值和有无复合性酸碱紊乱

    B. 肺静、动脉血分流量(Q_s/Q_t)

C. PaO_2

    D. 患者神志状况

    E. 肺泡 - 动脉血氧分压差(PaO_2)

90. 为预防气压伤并发症,应特别注意呼吸机的哪一参数

    A. 内源性呼吸末正压

    B. 吸/呼比值

    C. 呼吸频率

    D. 吸气压,尤其是吸气峰压

    E. 呼出气 PCO_2

91. 为预防或避免呼吸机相关肺炎,应特别注意

    A. 防止呕吐物吸入

    B. 避免使用 H_2 受体阻滞剂,防止胃液 pH 值升高

    C. 预防性应用高效、广谱抗生素

    D. 静脉应用高剂量丙种球蛋白

    E. 需将病人安置于隔离病室

(92~95题共用题干)

患者,女性,58岁。10天前,其曾划破右下肢皮肤。3天来高热,伴皮肤瘀点。血压 80/50mmHg。诊断为败血症、感染中毒性休克。经积极治疗后仍高热不退,且出现气急,未吸氧时 PaO_2 45mmHg。X 线示肺纹理增粗、模糊。

92. 该患者出现呼吸困难的原因首先考虑为

    A. 肺栓塞

    B. 血源性肺脓肿

    C. 左心功能不全

    D. ARDS

    E. 合并支气管哮喘

93. 为排除或确诊左心衰竭,最有意义的检测为

    A. 平均肺动脉压

    B. 心电图

    C. 肺动脉楔嵌压

    D. 胸部 CT

    E. 右室舒张末期压

94. 如患者呼吸困难进行性加重,决定采取人工气道机械通气,则推荐方式为
   A. 高频通气
   B. GPAP
   C. PEEP
   D. 反比通气
   E. 压力释放通气

95. 该患者进行机械通气时,哪些描述不正确
   A. 如应用 PEEP 应从低水平开始,渐增加至合适水平,避免肺泡及小气道陷闭
   B. 应用较低潮气量,限制气道峰压 $<40cmH_2O$
   C. 注意补充血容量,以代偿回心血量不足
   D. 吸氧浓度不宜超过 50%
   E. 尽量降低 PEEP 水平,吸氧浓度可不限制

(96~100 题共用题干)

患者,男,55 岁。胸闷痛反复发作 3 年,今日突然加重,且持续不缓解将近 3 小时。现见胸痛剧烈,犹如针刺,胸闷如窒,气短痰多,心悸不宁,腹胀纳呆,恶心呕吐,舌苔浊腻,脉滑。查体:血压 80/40mmHg,颈静脉充盈,肝大。心电图:V_3 到 V_5 导联 ST 段抬高,CK－MB 明显升高。

96. 其最可能的诊断是
   A. 心力衰竭
   B. 急性前壁心肌梗死
   C. 急性右室心肌梗死
   D. 急性肺栓塞
   E. 急性心包炎

97. 其中医证型是
   A. 气滞血瘀证
   B. 寒凝心脉证
   C. 痰瘀互结证
   D. 气阴两虚证
   E. 心阳欲脱证

98. 其中医治法是
   A. 散寒宣痹,芳香温通
   B. 豁痰活血,理气止痛
   C. 益气活血,祛瘀止痛
   D. 益气滋阴,通脉止痛
   E. 回阳救逆,益气固脱

99. 患者经治疗后血压平稳,但出现畏寒肢冷,腰部、下肢浮肿,面色苍白。宜加用的中药是
   A. 龙骨、牡蛎
   B. 瓜蒌、半夏
   C. 石菖蒲、瓜蒌
   D. 白术、人参
   E. 车前子、茯苓皮

100. 若发现患者频繁咳出泡沫痰,则该患者可能存在
   A. 右心衰竭
   B. 左心衰竭
   C. 肺衰竭
   D. 肾衰竭
   E. 上消化道出血

参考答案

基础知识

1. A	2. B	3. C	4. B	5. C	6. C	7. E	8. C	9. C	10. E
11. D	12. D	13. A	14. A	15. B	16. C	17. C	18. D	19. E	20. B
21. E	22. C	23. B	24. C	25. A	26. A	27. D	28. D	29. B	30. E
31. C	32. D	33. B	34. E	35. A	36. C	37. B	38. C	39. C	40. E
41. A	42. E	43. B	44. B	45. B	46. C	47. C	48. E	49. B	50. B
51. C	52. B	53. E	54. D	55. B	56. A	57. B	58. D	59. C	60. D
61. E	62. D	63. A	64. E	65. E	66. D	67. C	68. B	69. D	70. B
71. A	72. D	73. A	74. B	75. E	76. C	77. D	78. E	79. D	80. C
81. B	82. D	83. D	84. B	85. B	86. A	87. B	88. C	89. D	90. A
91. C	92. B	93. A	94. E	95. E	96. B	97. E	98. C	99. A	100. B

相关专业知识

1. E	2. A	3. D	4. D	5. C	6. A	7. E	8. C	9. E	10. B
11. C	12. D	13. D	14. E	15. D	16. D	17. B	18. B	19. B	20. C
21. B	22. B	23. B	24. B	25. C	26. A	27. C	28. D	29. C	30. E
31. D	32. D	33. E	34. E	35. E	36. C	37. B	38. E	39. D	40. E
41. C	42. B	43. C	44. B	45. C	46. D	47. E	48. A	49. D	50. E
51. D	52. A	53. B	54. C	55. B	56. C	57. A	58. D	59. A	60. D
61. E	62. D	63. A	64. E	65. E	66. E	67. C	68. C	69. A	70. B
71. C	72. D	73. A	74. E	75. B	76. E	77. C	78. B	79. A	80. B
81. C	82. D	83. A	84. D	85. E	86. E	87. B	88. C	89. B	90. C
91. A	92. C	93. E	94. D	95. B	96. C	97. E	98. A	99. A	100. E

专 业 知 识

1. E	2. B	3. D	4. B	5. C	6. C	7. E	8. B	9. B	10. E
11. C	12. D	13. D	14. A	15. D	16. A	17. A	18. A	19. D	20. C
21. E	22. D	23. E	24. B	25. A	26. B	27. A	28. C	29. C	30. B
31. C	32. C	33. B	34. E	35. D	36. C	37. D	38. C	39. C	40. E
41. C	42. D	43. B	44. A	45. C	46. C	47. B	48. D	49. A	50. C
51. C	52. C	53. A	54. D	55. C	56. A	57. C	58. D	59. B	60. A
61. A	62. B	63. B	64. A	65. E	66. C	67. C	68. E	69. B	70. A
71. A	72. D	73. E	74. E	75. A	76. D	77. A	78. E	79. B	80. E
81. B	82. D	83. A	84. E	85. C	86. D	87. E	88. B	89. E	90. C
91. A	92. C	93. C	94. D	95. A	96. B	97. B	98. A	99. C	100. C

专业实践能力

1. D	2. B	3. D	4. D	5. A	6. B	7. B	8. C	9. A	10. A
11. D	12. C	13. D	14. C	15. A	16. A	17. B	18. E	19. B	20. A
21. C	22. C	23. B	24. C	25. C	26. A	27. E	28. A	29. D	30. C
31. A	32. C	33. E	34. D	35. D	36. C	37. B	38. B	39. C	40. B
41. A	42. B	43. E	44. A	45. B	46. D	47. A	48. A	49. E	50. D
51. C	52. A	53. C	54. E	55. C	56. C	57. B	58. E	59. E	60. B
61. C	62. E	63. A	64. C	65. E	66. B	67. C	68. A	69. A	70. D
71. A	72. E	73. C	74. B	75. D	76. A	77. A	78. C	79. B	80. E
81. C	82. C	83. E	84. A	85. C	86. E	87. A	88. D	89. A	90. D
91. B	92. D	93. C	94. C	95. E	96. C	97. C	98. B	99. E	100. B

全国中医药专业技术资格考试

中西医结合内科专业（中级）押题秘卷（二）

考试日期：　　　年　月　日

考生姓名：＿＿＿＿＿＿＿

准考证号：＿＿＿＿＿＿＿

考　　点：＿＿＿＿＿＿＿

考　场　号：＿＿＿＿＿＿＿

一、A1 型题

1. 导致阴损及阳的理论根据是
   A. 阴阳互根
   B. 阴阳对立
   C. 阴阳互用
   D. 阴阳转化
   E. 阴阳制约

2. 依据阴阳学说实热证的病理基础是
   A. 阴损及阳
   B. 阴偏盛
   C. 阳偏盛
   D. 阳偏衰
   E. 阴偏衰

3. 主宰人体生长发育的脏是
   A. 肝
   B. 肺
   C. 肾
   D. 脾
   E. 心

4. 具有"泌别清浊"功能的脏腑是
   A. 大肠
   B. 胃
   C. 膀胱
   D. 肾
   E. 小肠

5. 与"寒从中生"关系最密切的脏是
   A. 肝、肾
   B. 心、肾
   C. 心、肺
   D. 脾、肾
   E. 心、脾

6. 气机失调,下降不及时,可形成的是
   A. 气闭
   B. 气陷
   C. 气逆
   D. 气脱
   E. 气滞

7. 常为其他外邪之先导而致病的邪气是
   A. 疠气
   B. 风邪
   C. 火邪
   D. 寒邪
   E. 湿邪

8. 两经或两个部位以上同时受邪而发病,这种发病形式是
   A. 并病
   B. 继发
   C. 合病
   D. 复发
   E. 徐发

9. 最容易产生内燥病变的脏腑是
   A. 肺、胃、三焦
   B. 胃、肾、三焦
   C. 肝、胃、大肠
   D. 肺、胃、大肠
   E. 肺、脾、肾

10. "大实有羸状"所描述的病证最准确的是
    A. 实证
    B. 虚证
    C. 虚实夹杂证
    D. 真虚假实证
    E. 真实假虚证

11.五脏共同的生理功能是
　　A.贮藏血液
　　B.贮藏精气
　　C.贮藏水谷
　　D.贮藏津液
　　E.贮藏气血

12.五脏与五体相关,肾在体合
　　A.皮
　　B.脉
　　C.肉
　　D.筋
　　E.骨

13.用热远热的含义是
　　A.阳盛之人慎用温热药物
　　B.原有内热,复感外寒之人,慎用温热药物
　　C.阴虚之人,慎用温热药物
　　D.南方炎热,慎用温热药物
　　E.夏季炎热,慎用温热药物

14."清阳发腠理"之"清阳"是指
　　A.肺气
　　B.水谷精气
　　C.胃气
　　D.卫气
　　E.清气

15.《灵枢·百病始生》认为邪中人出现"洒淅喜惊",为邪传舍于
　　A.经脉
　　B.络脉
　　C.冲脉
　　D.皮肤
　　E.腧穴

16.旋覆代赭汤适用于下列哪一项病证
　　A.伤寒,胸中有热,胃中有邪气,腹中痛欲呕吐者

　　B.心下痞硬,干噫食臭,胁下有水气
　　C.胸中痞硬,气上冲咽喉不得息
　　D.伤寒发汗,若吐、若下,解后,心下痞硬,噫气不除
　　E.胁下硬满,干呕不能食,往来寒热

17.根据原文,下列哪一项不属于柴胡桂枝干姜汤证
　　A.渴而不呕
　　B.小便不利
　　C.但头汗出
　　D.胸胁满微痛
　　E.烦躁不得眠

18.服理中汤的注意事项是
　　A.腹中未热,加量再服
　　B.服汤后如食顷,饮热粥一升余,微自温,勿揭衣被
　　C.服汤后,糜粥自养
　　D.服后饮热稀粥一升余,温服一时许
　　E.白饮合服

19.原文"大病差后,从腰以下有水气者"用下列何方治疗
　　A.五苓散
　　B.牡蛎泽泻散
　　C.苓桂术甘汤
　　D.苓桂草枣汤
　　E.茯苓甘草汤

20.《金匮要略》论历节病的成因是
　　A.外感风寒湿之气
　　B.肝肾亏虚,筋骨失养
　　C.肝肾亏虚,风寒湿侵
　　D.肝肾不足,寒伤骨髓
　　E.阳气亏虚,血行不利

21.《金匮要略》论胸痹、心痛的病机是
　　A.上焦阳虚

B. 中焦寒饮

C. 下焦阴邪偏盛

D. 阳微阴弦

E. 经脉痹阻

22. 毒热蕴蓄于肺,腐血败肉酿成痈脓的病证,宜用

A. 桔梗汤

B. 桔梗白散

C. 小青龙汤

D. 大黄牡丹汤

E. 葶苈大枣泻肺汤

23. 症见潮热便秘,喘促不宁,痰涎壅盛,苔黄滑,脉滑数,右寸实大。使用下列哪一方剂治疗最适合

A. 调胃承气汤

B. 小陷胸加枳实汤

C. 桑菊饮加石膏、知母、大黄

D. 清燥救肺汤

E. 宣白承气汤

24. "圣人不治已乱治未乱"一语,出自

A.《难经》

B.《黄帝内经》

C.《温疫论》

D.《湿热病篇》

E.《伤寒瘟疫条辨》

25. 桂枝具有的功效是

A. 发汗解表,温脾暖肝

B. 发汗解表,温经止血

C. 发汗解表,温胃止呕

D. 发汗解肌,温经通阳,助阳化气

E. 发汗解表,宣肺平喘,利水消肿

26. 既能解表散寒、祛风止痛、通鼻窍,又能燥湿止带、消肿排脓的药物是

A. 白芷

B. 荆芥

C. 防风

D. 苍术

E. 羌活

27. 上以清肺,中以凉胃,下泻肾火的药物是

A. 黄柏

B. 栀子

C. 知母

D. 地骨皮

E. 生地黄

28. 既能祛风湿,又能补肝肾、强筋骨、安胎的药物是

A. 木瓜

B. 杜仲

C. 桑枝

D. 防己

E. 桑寄生

29. 善于治疗膏淋的药物是

A. 滑石

B. 萆薢

C. 石韦

D. 车前子

E. 海金沙

30. 既可用于热淋、砂淋、石淋,又可用于恶疮肿毒、毒蛇咬伤的药物是

A. 泽泻

B. 冬葵子

C. 车前子

D. 金钱草

E. 猪苓

31. 既治疗肝气郁滞之胁肋作痛,又治疗食积不化的药物是

A. 陈皮

B. 青皮

C. 柴胡

D. 香附

E. 川楝子

32. 功能活血调经、利水消肿,兼可清热解毒的药物是

　　A. 泽兰

　　B. 牛膝

　　C. 益母草

　　D. 瞿麦

　　E. 大蓟

33. 桑白皮治疗的病证是

　　A. 肺热咳喘,痰多壅盛

　　B. 风寒咳喘,呼吸困难

　　C. 寒饮咳嗽,胸痛背寒

　　D. 燥热伤肺,痰少难咳

　　E. 目暗不明,目赤肿痛

34. 辛温解表药主要归经是

　　A. 心、肺

　　B. 肺、肝

　　C. 脾、胃

　　D. 肺、脾

　　E. 肺、膀胱

35. 具有润肺清心、养胃生津功效的药物是

　　A. 天冬

　　B. 石斛

　　C. 生地黄

　　D. 麦冬

　　E. 黄精

36. 具有补肝肾、强筋骨、安胎功效的药物是

　　A. 五加皮

　　B. 黄芩

　　C. 杜仲

　　D. 狗脊

　　E. 白术

37. 豆蔻、草豆蔻、肉豆蔻的共同功效是

　　A. 芳香化湿

　　B. 涩肠止泻

　　C. 温中行气

　　D. 醒脾开胃

　　E. 调气畅中

38. 黄龙汤的功用是

　　A. 泄热通便,滋阴益气

　　B. 攻下通便,补气养血

　　C. 润肠泄热,行气通便

　　D. 温肾益精,润肠通便

　　E. 清热泻火,凉血解毒

39. 小柴胡汤和蒿芩清胆汤两方组成中均含有的药物是

　　A. 陈皮、大枣

　　B. 竹茹、黄芩

　　C. 半夏、甘草

　　D. 黄芩、青黛

　　E. 枳壳、滑石

40. 方药配伍体现以泻代清特点的方剂是

　　A. 调胃承气汤

　　B. 小承气汤

　　C. 大承气汤

　　D. 凉膈散

　　E. 导赤散

41. 主治阴暑证的方剂是

　　A. 杏苏散

　　B. 桑杏汤

　　C. 参苏饮

　　D. 香薷散

　　E. 益元散

42. 小建中汤的君药是

　　A. 白芍

　　B. 饴糖

C. 桂枝

D. 生姜

E. 大枣

43. 玉屏风散中配伍防风的用意是

　　A. 散风御邪

　　B. 升发清阳

　　C. 散肝舒脾

　　D. 祛风止痒

　　E. 疏风宽肠

44. 小柴胡汤证的发热特征是

　　A. 身热夜甚

　　B. 入暮潮热

　　C. 往来寒热

　　D. 日晡潮热

　　E. 夜热早凉

45. 下列各项,不属于暖肝煎组成药物的是

　　A. 生姜

　　B. 乌药

　　C. 茯苓

　　D. 吴茱萸

　　E. 枸杞子

46. 桂枝茯苓丸的功用是

　　A. 活血化瘀,行气止痛

　　B. 活血化瘀,缓消癥块

　　C. 活血化瘀,疏肝通络

　　D. 活血化瘀,散结止痛

E. 化瘀消肿,定痛止血

47. 川芎茶调散的主治病证是

　　A. 痰厥头痛

　　B. 血虚头痛

　　C. 外风头痛

　　D. 气虚头痛

　　E. 肝风头痛

48. 桑杏汤与桑菊饮两方组成中均含有的药物是

　　A. 桑叶、甘草

　　B. 桑叶、杏仁

　　C. 桔梗、甘草

　　D. 桔梗、杏仁

　　E. 薄荷、栀子

49. 独活寄生汤组成中含有的药物是

　　A. 川芎、苍术

　　B. 细辛、防风

　　C. 白术、茯苓

　　D. 秦艽、桂枝

　　E. 熟地黄、芍药

50. 导痰汤为二陈汤去乌梅、甘草加

　　A. 天南星、枳壳

　　B. 白附子、枳实

　　C. 苍术、厚朴

　　D. 枳实、厚朴

　　E. 天南星、枳实

二、B1 型题

答题说明

　　以下提供若干组考题,每组考题共用在考题前列出的 A、B、C、D、E 五个备选答案。请从中选择一个与问题关系最密切的答案。某个备选答案可能被选择一次、多次或不被选择。

(51～52 题共用备选答案)

　　A. 开泄

　　B. 收引

C. 上炎

D. 黏滞

E. 干涩

51. 寒邪的特性是

52. 湿邪的特性是

(53 ~ 54 题共用备选答案)

A. 实热证

B. 虚寒证

C. 实寒证

D. 虚热证

E. 阴阳两虚证

53. 阴气偏胜反映于临床上的证候是

54. 阴阳互损反映于临床上的证候是

(55 ~ 56 题共用备选答案)

A. 唇

B. 毛

C. 发

D. 面

E. 爪

55. "肺之华"指的是

56. "肾之华"指的是

(57 ~ 58 题共用备选答案)

A. 气的推动作用

B. 气的防御作用

C. 气的固摄作用

D. 气的温煦作用

E. 气的气化作用

57. 饮食物化为气、血、津液等所依赖的是

58. 人体的正常生长发育过程所依赖的是

(59 ~ 60 题共用备选答案)

A. 从治

B. 逆治

C. 急则治标

D. 扶正

E. 缓则治本

59. 寒病见寒象,应采用的治法是

60. 寒病见热象,应采用的治法是

(61 ~ 62 题共用备选答案)

A. 魂

B. 魄

C. 意

D. 智

E. 虑

61. 《本神》曰:随神往来者谓之

62. 《本神》曰:因思而远慕谓之

(63 ~ 64 题共用备选答案)

A. 出于喉咙,以贯心脉

B. 注于脉化为血

C. 从足少阴之分间,行于五脏六腑

D. 内渗入于骨空

E. 贯胃属脾络嗌

63. 据《灵枢·邪客》,与卫气有关的是

64. 据《灵枢·邪客》,与宗气有关的是

(65 ~ 66 题共用备选答案)

A. 吴茱萸汤

B. 当归四逆汤

C. 四逆散

D. 真武汤

E. 四逆汤

65. 少阴病,脉沉者,急温之,治宜选用

66. 手足厥寒,脉细欲绝者,治宜选用

(67 ~ 68 题共用备选答案)

A. 清宣肺热,降气平喘

B. 清热止利,兼以解表

C. 补阴阳,调气血

D. 泄热化瘀

E. 通阳化气利水,兼以解表

67. 麻黄杏仁甘草石膏汤证治宜

68. 葛根黄芩黄连汤证治宜

(69 ~ 70 题共用备选答案)

A. 寸口脉小,尺脉滑

B. 寸口脉细,尺脉沉

C. 寸口脉弱,尺脉紧

D. 寸口关上微,尺中小紧

E. 寸口脉微,尺脉弦

69. 胸痹的典型脉象是

70. 血痹的典型脉象是

(71~72 题共用备选答案)

A. 气血不足,血行凝滞

B. 肝阴不足,心血亏虚

C. 阴阳两虚,失于固摄

D. 阴虚火旺,气化不利

E. 心脾两虚

71. 酸枣仁汤主治虚劳失眠,其病机是

72. 桂枝加龙骨牡蛎汤主治虚劳,其病机是

(73~74 题共用备选答案)

A. 犀角地黄汤

B. 清瘟败毒饮

C. 羚角钩藤汤

D. 犀地清络饮

E. 神犀丹

73. 温病热盛迫血证,治宜选用

74. 温病热盛动风证,治宜选用

(75~76 题共用备选答案)

A. 身热,面赤,气粗,口渴欲饮,身重脘痞,苔黄微腻

B. 身热不扬,面色淡黄,口不渴,身重肢倦,苔白腻

C. 身热汗出不解,心烦呕恶,渴不多饮,脘痞便溏,苔黄腻

D. 寒甚热微,呃逆胀满,身痛有汗,口不渴,苔白厚腻

E. 发热口渴,胸闷腹胀,咽喉肿痛,身目发黄,苔黄腻

75. 王氏连朴饮证主症是

76. 三仁汤证主症是

(77~78 题共用备选答案)

A. 发散

B. 缓急

C. 收敛

D. 泄降

E. 软坚

77. 甘味药物具有的功效是

78. 酸味药物具有的功效是

(79~80 题共用备选答案)

A. 燥湿健脾,祛风散寒

B. 化湿,解暑,止呕

C. 燥湿温中,除痰截疟

D. 化湿行气,温中止泻,安胎

E. 化湿行气,止呕

79. 草果具有的功效是

80. 砂仁具有的功效是

(81~82 题共用备选答案)

A. 细辛

B. 花椒

C. 丁香

D. 小茴香

E. 高良姜

81. 具有散寒止痛、温肺化饮功效的药物是

82. 具有温中止痛杀虫功效的药物是

(83~84 题共用备选答案)

A. 大蓟

B. 艾叶

C. 白及

D. 白茅根

E. 槐花

83. 具有凉血止血、散瘀消痈功效的药物是

84. 具有凉血止血、清肝泻火功效的药物是

(85~86 题共用备选答案)

A. 温肺化痰,利气,散结消肿

B. 化痰止咳,和胃降逆

C.消痰行水,降气止呕

D.降气祛痰,宣散风热

E.祛风痰,止痉,止痛,解毒散结

85.白芥子具有的功效是

86.白附子具有的功效是

(87～88题共用备选答案)

A.石斛

B.沙参

C.百合

D.玉竹

E.麦冬

87.具有养肺胃之阴,除烦安神功效的药物是

88.具有养胃滋阴,生津除热功效的药物是

(89～90题共用备选答案)

A.猪苓

B.茯苓

C.白术

D.阿胶

E.泽泻

89.猪苓汤组成中不含有的药物是

90.五苓散组成中不含有的药物是

(91～92题共用备选答案)

A.健脾丸

B.温脾汤

C.济川煎

D.黄龙汤

E.麻子仁丸

91.治疗肾虚便秘,首选的方剂是

92.治疗脾约便秘,首选的方剂是

(93～94题共用备选答案)

A.心经火热

B.肝胆实火

C.肝火犯胃

D.肺热喘咳

E.胃热阴虚

93.泻白散的主治病证是

94.导赤散的主治病证是

(95～96题共用备选答案)

A.心火亢盛证

B.痰热扰心证

C.痰蒙心包证

D.热陷心包证

E.寒闭证

95.安宫牛黄丸的主治证是

96.苏合香丸的主治证是

(97～98题共用备选答案)

A.燥痰咳嗽

B.阴虚咳嗽

C.痰热互结

D.痰热壅盛

E.热痰咳嗽

97.贝母瓜蒌散的主治证候是

98.清气化痰丸的主治证候是

(99～100题共用备选答案)

A.舟车丸

B.保和丸

C.枳实导滞丸

D.健脾丸

E.木香槟榔丸

99.具有消导化积、清热祛湿功效的方剂是

100.具有行气导滞、攻积泄热功效的方剂是

一、A1 型题

1. 以下哪项不是神乱的临床表现
   - A. 焦虑恐惧
   - B. 猝然昏倒
   - C. 淡漠痴呆
   - D. 精神萎靡
   - E. 狂躁不安

2. 望诊中面色深浓者主
   - A. 阳证
   - B. 阴证
   - C. 实证
   - D. 虚证
   - E. 表证

3. 四肢厥冷,神昏,面紫暗,脉沉迟,身热,胸腹灼热,口鼻气灼,口臭息粗,口渴引饮,小便短黄,舌红苔黄而干,脉有力,属于
   - A. 真寒假热
   - B. 表寒里热
   - C. 真热假寒
   - D. 表里虚寒
   - E. 表里虚热

4. 咳嗽胸闷,气喘息粗,咳吐脓血腥臭痰,胸痛,发热口渴,舌红苔黄腻,脉滑数,属于
   - A. 燥邪犯肺证
   - B. 饮停胸胁证
   - C. 肺火犯肺证
   - D. 痰热壅肺证
   - E. 肺热炽盛证

5. 下列哪项不是脾气虚证的临床表现
   - A. 完谷不化
   - B. 脘腹胀满
   - C. 形体消瘦
   - D. 大便稀溏
   - E. 肢体倦怠

6. 阳热有余,蒸腾胃中腐浊之气上泛所形成的舌苔变化是
   - A. 腻苔
   - B. 腐苔
   - C. 厚苔
   - D. 滑苔
   - E. 糙苔

7. 哮与喘临床表现的区别是
   - A. 呼吸困难
   - B. 张口抬肩
   - C. 鼻翼扇动
   - D. 难以平卧
   - E. 喉有哮鸣音

8. 郑声的病因是
   - A. 心气虚衰,神气不足
   - B. 脏气衰竭,心神散乱
   - C. 气郁痰阻,蒙蔽心神
   - D. 热邪扰动心神
   - E. 瘀血阻碍心窍

9. 弦脉与紧脉的脉象区别点是
   - A. 脉搏弹性高低不同
   - B. 脉位深浅不同
   - C. 脉搏力度不同
   - D. 脉搏流利度不同
   - E. 脉率快慢不同

10. 具有沉按实大弦长特征的脉象是
    - A. 伏脉
    - B. 牢脉

C. 实脉

D. 洪脉

E. 大脉

11. 下列哪项不是下焦病证的临床表现

    A. 身热颧红

    B. 神倦耳聋

    C. 腹满便秘

    D. 手足蠕动

    E. 心中憺憺大动

12. 发热,微恶风寒,少汗,头痛,口微渴,舌边尖红苔薄黄,脉浮数。证属

    A. 卫分证

    B. 气分证

    C. 营分证

    D. 血分证

    E. 下焦病证

13. 两颧潮红,见于

    A. 虚阳上越

    B. 阳虚发热

    C. 阴虚内热

    D. 阳明实热

    E. 心火亢盛

14. 中枢性呕吐的常见病因是

    A. 急性胆囊炎

    B. 脑出血

    C. 胆石症

    D. 急性胰腺炎

    E. 肠梗阻

15. 稽留热常见于

    A. 败血症

    B. 肾盂肾炎

    C. 肺结核

    D. 伤寒

    E. 胸膜炎

16. 库斯莫尔呼吸常见的病因是

    A. 自发性气胸

    B. 气道异物

    C. 一氧化碳中毒

    D. 胸腔积液

    E. 尿毒症

17. 关于现病史,以下哪项说法不正确

    A. 是病史资料中最主要的部分

    B. 是发病全过程的资料

    C. 内容包括主诉

    D. 内容包括病因及诱因

    E. 内容包括伴随症状

18. 心底部位于

    A. 第二肋间

    B. 第三肋间

    C. 第四肋间

    D. 第五肋间

    E. 第六肋间

19. 颈静脉怒张不会出现于

    A. 左心功能不全

    B. 右心功能不全

    C. 缩窄性心包炎

    D. 上腔静脉梗阻

    E. 心包积液

20. 伤寒者的面容是

    A. 急性病容

    B. 慢性病容

    C. 无欲貌

    D. 面具面容

    E. 水肿面容

21. 腹部触诊呈揉面感见于

    A. 结核性腹膜炎

    B. 胃溃疡穿孔

    C. 肠梗阻穿孔

D. 急性胆囊炎

E. 急性腹膜炎

22. 心尖部舒张期隆隆样杂音,心腰部饱满并膨出,其心脏浊音区外形为

    A. 梨形

    B. 靴形

    C. 烧瓶状

    D. 球形

    E. 水滴状

23. 反映远端肾小管功能的试验是

    A. 血清肌酐测定

    B. 血清尿素氮测定

    C. 内生肌酐清除率测定

    D. 浓缩稀释试验

    E. 对氨马尿酸盐清除率试验

24. 血清补体活性增高常见的病因是

    A. 急性肾小球肾炎

    B. 慢性肾小球肾炎

    C. 急性炎症

    D. 狼疮性肾炎

    E. 自身免疫性溶血性贫血

25. 多尿是指 24 小时尿量大于

    A. 1000mL

    B. 1500mL

    C. 2000mL

    D. 2500mL

    E. 3000mL

26. 明确有无胃肠道穿孔最好的检查方法是

    A. 卧位腹平片

    B. 立位腹透或立位腹平片

    C. 卧位腹透

    D. 上消化道造影

    E. 全消化道造影

27. 西咪替丁可拮抗何因素致胃酸分泌

    A. 组胺

    B. 五肽胃泌素

    C. 乙酰胆碱

    D. 组胺和五肽胃泌素

    E. 组胺、五肽胃泌素和乙酰胆碱

28. 甲亢患者出现窦性心动过速,应使用

    A. 普萘洛尔

    B. 奎尼丁

    C. 苯妥英钠

    D. 胺碘酮

    E. 美西律

29. 治疗强心苷中毒引起的重症快速型心律失常,应使用

    A. 苯妥英钠

    B. 利多卡因

    C. 戊巴比妥

    D. 地西泮

    E. 阿托品

30. 直接激活纤溶酶原的药物是

    A. 链激酶

    B. 尿激酶

    C. 双香豆素

    D. 肝素

    E. 氨甲苯酸

31. 激动 β_1 受体产生的效应是

    A. 骨骼肌松弛

    B. 血管扩张

    C. 内脏平滑肌收缩

    D. 心肌收缩力增强

    E. 呼吸道腺体分泌增加

32. 对阿托品最敏感的平滑肌是

    A. 输尿管平滑肌

    B. 子宫平滑肌

C.胃肠道平滑肌

D.支气管平滑肌

E.胆管平滑肌

33.毛果芸香碱滴眼后的作用是

  A.扩瞳、降眼压,调节痉挛

  B.扩瞳、升眼压,调节麻痹

  C.缩瞳、升眼压,调节痉挛

  D.缩瞳、降眼压,调节痉挛

  E.缩瞳、升眼压,调节麻痹

34.对PG合成酶抑制作用最强的是

  A.阿司匹林

  B.消炎痛

  C.非那西丁

  D.布洛芬

  E.保泰松

35.抗绿脓杆菌感染的有效药物是

  A.羧苄西林

  B.青霉素G

  C.羟氨苄西林

  D.头孢氨苄

  E.头孢呋辛

36.对提高机体免疫力、预防传染病起关键作用的是

  A.加强营养

  B.锻炼身体

  C.注射丙种球蛋白

  D.预防接种

  E.预防服药

37.湿温相当于西医学的

  A.菌痢

  B.霍乱

  C.流脑

  D.人禽流感

  E.伤寒

38.痢疾杆菌的主要致病机制是

  A.侵入的细菌

  B.外毒素

  C.神经毒素

  D.侵袭力和内毒素

  E.肠毒素

39.下列有关消毒方法的描述,不正确的是

  A.微波消毒属高效消毒法

  B.异丙醇消毒属中效消毒法

  C.通风换气属低效消毒法

  D.高效消毒可杀灭一切微生物

  E.病原体及消毒方法相同,在不同的物品上消毒效果相同

40.患者在听到脚步声的同时听到有人议论他的声音,这种症状属于

  A.思维化生

  B.听错觉

  C.反射性幻觉

  D.功能性幻觉

  E.心因性幻觉

41.癌症患者病前有一定的性格缺陷,这种性格称之为

  A.A型性格

  B.B型性格

  C.C型性格

  D.D型性格

  E.E型性格

42.下列医患交往的非技术因素中,较为重要的是

  A.医生的态度

  B.医患间的沟通

  C.病人的态度

  D.病人家属的体贴与关心

  E.互相的尊重

43. "无论至于何处,遇男遇女,贵人奴婢,我之唯一目的,为病家谋利益……"出自
    A.《纪念白求恩》
    B.《阇逻迦集》
    C.《希波克拉底誓言》
    D.《广济医刊》
    E.《迈蒙尼提斯祷文》

44. 体现医师克己美德的做法是
    A. 风险大的治疗尽量推给别人
    B. 点名手术无论大小能做多少就做多少
    C. 只要是对病人有利的要求有求必应
    D. 只要是病人的要求就有求必应
    E. 对病人有利而又无损自我利益的才去做

45. 体格检查时医生首先应做到的是
    A. 尊重病人的人格
    B. 认真负责
    C. 客观求实
    D. 安全保密
    E. 态度热情

46.《医疗机构从业人员行为规范》是何时公布执行的
    A. 2010 年 1 月 7 日
    B. 2012 年 1 月 7 日
    C. 2012 年 6 月 26 日
    D. 2012 年 8 月 27 日
    E. 2012 年 10 月 20 日

47. 下列哪项属于行政处罚
    A. 赔礼道歉
    B. 降级
    C. 撤职
    D. 罚款
    E. 赔偿损失

48. 卫生法涉及的民事责任的主要承担方式是
    A. 赔偿损失
    B. 消除危险
    C. 停止侵害
    D. 恢复原状
    E. 支付违约金

49. 导致发生医疗事故的直接原因是行为主体
    A. 技术上缺乏经验
    B. 违反医疗卫生管理法律、法规
    C. 在现有科技条件下无法预料
    D. 临床诊疗中患者病情异常
    E. 无法预料或防范

50. 任何单位和个人发现传染病病人或者疑似传染病病人时,都应当及时报告给
    A. 附近的疾病预防控制机构或者医疗机构
    B. 县级以上卫生行政部门
    C. 公安部门
    D. 环境监督部门
    E. 附近的传染病预防控制机构

二、B1 型题

答题说明

以下提供若干组考题,每组考题共用在考题前列出的 A、B、C、D、E 五个备选答案。请从中选择一个与问题关系最密切的答案。某个备选答案可能被选择一次、多次或不被选择。

(51 ~ 52 题共用备选答案)
    A. 肝胃郁热
    B. 心火上炎
    C. 燥热津伤
    D. 脾胃湿热
    E. 脾胃虚弱

51. 病人自觉口中有甜味,属
52. 病人自觉口中有苦味,属

(53~54 题共用备选答案)

A. 肝、胆

B. 脾、胃

C. 心、肺

D. 肾

E. 大肠

53. 舌边所反映的脏腑是

54. 舌根所反映的脏腑是

(55~56 题共用备选答案)

A. 血腥味

B. 腐臭味

C. 尿臊味

D. 尸臭味

E. 烂苹果味

55. 肾衰病人的病室气味是

56. 消渴病人的病室气味是

(57~58 题共用备选答案)

A. 脾虚肝郁证

B. 寒滞胃肠证

C. 寒湿中阻证

D. 湿热蕴脾证

E. 胃阳虚证

57. 胃脘冷痛喜按,口淡不渴,舌淡嫩,脉沉迟,最应诊断为

58. 脘腹胀闷,纳呆,恶心欲呕,口苦口黏,小便短黄,最应诊断为

(59~60 题共用备选答案)

A. 痰浊内阻

B. 脾胃湿热

C. 痰热内蕴

D. 脾虚湿困

E. 寒温内阻

59. 舌苔黄腻而厚,属于

60. 舌苔黏腻而厚,口中发甜,属于

(61~62 题共用备选答案)

A. 血虚证

B. 血寒证

C. 血脱证

D. 气血虚证

E. 气不摄血证

61. 突然大失血后,面色苍白,头晕眼花,心悸气短,四肢逆冷,脉芤,属于

62. 面色萎黄,口唇爪甲淡白,头晕眼花,两目干涩,心悸,多梦健忘,舌淡脉细,属于

(63~64 题共用备选答案)

A. 寒湿困脾证

B. 脾阳虚证

C. 湿热蕴脾证

D. 肠道湿热证

E. 脾气虚证

63. 以纳呆,腹胀,便溏,身重,苔白腻为辨证主要依据的是

64. 以纳呆,发热,身虚,腹胀,便溏不爽,苔黄腻为辨证主要依据的是

(65~66 题共用备选答案)

A. 脉搏短绌

B. 水冲脉

C. 奇脉

D. 颈静脉搏动

E. 交替脉

65. 主动脉瓣关闭不全,多表现为

66. 心包积液,多表现为

(67~68 题共用备选答案)

A. 末梢型

B. 神经根型

C. 内囊型

D. 脑干型

E. 皮质型

67. 椎间盘脱出感觉障碍属于

68. 交叉性偏身感觉障碍属于

（69～70 题共用备选答案）

A. 35～45mmHg

B. 40～45mmHg

C. <50mmHg

D. <60mmHg

E. <80mmHg

69. 正常人动脉血二氧化碳分压为

70. 呼吸衰竭的诊断标准是动脉血氧分压为

（71～72 题共用备选答案）

A. 上腔静脉

B. 升主动脉

C. 奇静脉

D. 左心室

E. 右心室

71. 正常胸部正位片上老年人右心缘上部是

72. 正常胸部正位片上青少年右心缘上部是

（73～74 题共用备选答案）

A. 第一心音增强

B. 第二心音亢进并分裂

C. 第一心音减弱

D. 第二心音逆分裂

E. 第三心音及第四心音

73. 二尖瓣狭窄

74. 二尖瓣关闭不全

（75～76 题共用备选答案）

A. 水样便

B. 黏液脓血便

C. 柏油样便

D. 灰白色便

E. 米泔样便

75. 霍乱患者可出现

76. 急性胃肠炎患者可出现

（77～78 题共用备选答案）

A. 原发型肺结核

B. 血行播散型肺结核

C. 慢性纤维空洞型肺结核

D. 结核性胸膜炎

E. 浸润型肺结核

77. X 线表现为大小一致的粟粒样致密阴影,边界清楚,广泛而均匀地遍布两侧肺野,见于

78. X 线示两肺上部有多发的厚壁的慢性纤维病变和空洞,周围有较广泛的纤维索条影和散在的新老病灶,肺纹较长,垂直向下呈垂柳样,见于

（79～80 题共用备选答案）

A. 阿托品

B. 新斯的明

C. 肾上腺素

D. 氯解磷定

E. 毛果芸香碱

79. 可用于胆道蛔虫止痛的药物是

80. 可用于验光配镜的药物是

（81～82 题共用备选答案）

A. 硝苯地平

B. 维拉帕米

C. 利多卡因

D. 普萘洛尔

E. 阿托品

81. 阵发性室上性心动过速宜选用

82. 抢救室性心律失常危急病例宜选用

（83～84 题共用备选答案）

A. 给药剂量

B. 药物的消除

C. 药物的分布

D. 药物的吸收

E. 药物的转运方式

83. 药物起效快慢主要取决于

84. 药物作用的强弱主要取决于

（85～86 题共用备选答案）

A. 东莨菪碱

B. 阿立必利

C. 多潘立酮

D. 昂丹司琼

E. 甲氧氯普胺

85. 治疗晕动病的药是

86. 有止吐作用,但易引起锥体外系反应的药是

(87~88 题共用备选答案)

A. 影响激素平衡

B. 干扰核酸生物合成

C. 干扰蛋白质合成与功能

D. 直接影响 DNA 结构与功能

E. 干扰转录过程和阻止 RNA 合成

87. 甲氨蝶呤的作用是

88. 烷化剂的作用是

(89~90 题共用备选答案)

A. 硝酸甘油

B. 可乐定

C. 维拉帕米

D. 哌唑嗪

E. 肼屈嗪

89. 主要扩张动脉血管的药是

90. 主要扩张静脉血管的药是

(91~92 题共用备选答案)

A. 体液传播

B. 吸血节肢动物传播

C. 消化道传播

D. 呼吸道传播

E. 土壤传播

91. 艾滋病的传播途径是

92. 乙型肝炎的传播途径是

(93~94 题共用备选答案)

A. 伤寒

B. 血吸虫病

C. 流行性感冒

D. 流行性脑脊髓膜炎

E. 秋季腹泻

93. 临床应用青霉素治疗的疾病是

94. 临床应用诺氟沙星治疗的疾病是

(95~96 题共用备选答案)

A. 对病人、病原携带者隔离治疗

B. 应当根据病情采取必要的治疗和控制传播措施

C. 只对病人隔离治疗

D. 只对病原携带者隔离治疗

E. 对病人、病原携带者进行普通治疗

95. 根据《传染病防治法》,医疗机构发现甲类传染病时,应采取

96. 医疗机构发现乙类或者丙类传染病病人时,应采取

(97~98 题共用备选答案)

A. 对症下药

B. 细致观察

C. 严守法规

D. 节约费用

E. 密切协作

97. 药物治疗中,按国家法规处方用药,指的是

98. 药物治疗中,在保证疗效的基础上,不用贵重药、进口药,指的是

(99~100 题共用备选答案)

A. 十倍以上二十倍以下的罚款

B. 十五倍以上二十倍以下的罚款

C. 十五倍以上二十五倍以下的罚款

D. 十五倍以上三十倍以下的罚款

E. 三十倍以上五十倍以下的罚款

99. 生产、销售劣药的,没收违法生产、销售的药品和违法所得,并处违法生产、销售药品货值金额

100. 生产、销售假药的,没收违法生产、销售的药品和违法所得,并处违法生产、销售药品货值金额

一、A2 型题

答题说明

以下每一道考题下面有 A、B、C、D、E 五个备选答案。请从中选择一个最佳答案。

1. 患者,男,67 岁。既往慢性肺心病病史 6 年。现呼吸道感染原有症状、体征加重,因睡眠障碍服用镇静剂 3 天后,出现精神恍惚,烦躁不安。可能出现的并发症是
   A. 消化道出血
   B. 心律失常
   C. 肺性脑病
   D. 休克早期
   E. 酸碱平衡失调

2. 患者,男,45 岁。既往有肺结核病史,近 1 个月咳嗽、咳痰、痰中带血,伴发热、消瘦。为排除肺癌,最有鉴别意义的是
   A. 原发病史
   B. 全身中毒症状
   C. 咳嗽、咳痰、咯血症状
   D. 血沉增快
   E. 痰液检查

3. 患者,女,65 岁。咳嗽、咯痰 8 年,近年来出现活动后气短症状,且闻油烟及刺激性气体可使气喘加重,此次感冒后咳喘加重。查体:双肺可闻及哮鸣音和细啰音,血 WBC $8.5 \times 10^9/L$,N 0.74。其治疗首选
   A. 解痉平喘
   B. 祛痰止咳
   C. 控制感染
   D. 免疫调节剂
   E. 氧气疗法

4. 患者,男,47 岁。因腹痛 4 小时于急诊诊断为"重症急性胰腺炎"。入院后给予禁食、补液及抗感染治疗。2 天后患者逐渐感觉气短。查体:T 38.3℃,R 31 次/分,BP 110/75mmHg。双肺呼吸音清晰,心率 96 次/分,

$P_2 < A_2$,未闻及杂音及附加音。腹部压痛(＋)。经皮氧饱和度监测示 SpO_2 由 95% 逐渐下降至 88%。应首先考虑的诊断是
   A. 阻塞性肺不张
   B. 医院获得性肺炎
   C. 肺栓塞
   D. 急性呼吸窘迫综合征
   E. 心力衰竭

5. 患者,男,23 岁。患肺炎,经抗生素治疗后好转。现症见干咳少痰,咳嗽声低,气短神疲,身热,手足心热,自汗,心胸烦闷,口渴欲饮,舌红,苔薄黄,脉细数。治疗应首选
   A. 竹叶石膏汤
   B. 沙参麦冬汤
   C. 清营汤
   D. 生脉散合四逆汤
   E. 补肺汤

6. 患者,男,45 岁。咳嗽、咳痰 5 年,近 3 年每年持续咳嗽、咳痰 3 ~ 4 个月。肺部 X 线检查仅见肺纹理增粗。其诊断是
   A. 肺结核
   B. 支气管哮喘
   C. 慢性支气管炎
   D. 肺脓肿
   E. 支气管扩张

7. 患者,男,27 岁。发热、咳嗽月余伴身体乏力、消瘦,近 1 周来咯血,体温波动在 37.5 ~ 38℃之间,X 线胸片示右肺上叶后段炎性阴影,其中可见透亮区,血沉增快,结核菌素试验阳性。最可能的诊断是
   A. 支气管扩张伴感染
   B. 癌性空洞

C.肺脓肿

D.空洞型肺结核

E.血行播散型肺结核

E.肾衰竭

8.患者，男，48 岁。支气管肺癌术后 3 个月，配合中药治疗。现症见咳嗽不畅，咯痰不爽，胸胁胀痛、刺痛、面青唇暗，大便秘结，舌质暗紫，舌下有瘀斑，脉弦。治法为

A.活血散瘀，行气化滞

B.祛湿化痰，清热解毒

C.养阴清热，解毒散结

D.益气养阴，化痰散结

E.行气化滞，清热解毒

9.患者心悸，气短，肢倦乏力，动则加剧，神疲咳喘，面色苍白，舌淡，脉沉细。治疗应首选

A.真武汤

B.安神定志丸

C.人参养荣汤合桃红四物汤

D.生脉散合酸枣仁汤

E.养心汤合补肺汤

10.患者神志恍惚，面色苍白，四肢厥冷，舌质淡润，脉微细欲绝。辨证为

A.元阳暴脱证

B.痰蒙神窍证

C.心肾阳虚证

D.气阴两脱证

E.阴寒凝滞证

11.患者，女,57 岁。高血压病病史 23 年,高血压性心脏病病史 3 年,近半个月血压控制不理想,劳累后出现气短、呼吸困难,伴咳嗽、咳痰、心悸、交替脉。应考虑的并发症是

A.左心衰竭

B.右心衰竭

C.全心衰竭

D.急性肺水肿

12.患者，男,64 岁。患急性心肌梗死,心胸剧痛,持续难解,心悸气短,神疲乏力,自汗盗汗,手足心热,口渴心烦,面色苍白,舌质紫暗,脉细数无力。其治法是

A.益气温阳,宣痹散寒

B.益气养阴,祛痰开窍

C.益气温阳,活血通络

D.益气养阴,祛瘀通络

E.益气温阳,祛痰活血

13.患者，男,45 岁。近来出现心动过速。查体:心率 150 次/分,律规则,按压颈动脉窦后,心率突然减慢至 90 次/分,但运动后又增快至 150 次/分。最可能的诊断是

A.阵发性室上性心动过速

B.阵发性室性心动过速

C.窦性心动过速

D.阵发性房性心动过速伴 2:1 房室传导

E.心房扑动,2:1 房室传导

14.患者，女,70 岁。胸闷胸痛反复发作半年余,多与劳累有关。现胸闷气短,自汗,神倦畏寒,面色白,四肢不温,舌质淡胖,苔白,脉沉细。心电图 V_3、V_4、V_5、V_6 导联 ST 段下移,T 波倒置。治疗应首选

A.参附汤合桂枝甘草汤

B.知柏地黄丸

C.柴胡疏肝散

D.血府逐瘀汤

E.瓜蒌薤白半夏汤

15.患者，男,53 岁。症见头晕头痛,目眩,面红目赤,烦躁,口苦,便秘,小便短赤,舌红苔黄,脉弦数。血压 170/100mmHg。其治法是

A.滋阴平肝

B.化痰胜湿

C. 滋阴补阳

D. 泻肝清火

E. 镇肝息风

16. 患者,男,48 岁。胸闷心痛,心悸不宁,气短乏力,心烦少寐,自汗盗汗,口干耳鸣,腰膝酸软,舌红,脉细数。诊断为急性心肌梗死,治疗应首选

A. 生脉散合左归饮加减

B. 瓜蒌薤白半夏汤合桃红四物汤加减

C. 当归四逆汤合苏合香丸加减

D. 补阳还五汤加减

E. 血府逐瘀汤加减

17. 患者,男,54 岁。高血压病病史多年,眩晕头痛,耳鸣,多梦,心烦易怒,口苦咽干,腰痠腿软。手足心热,舌红苔薄白,脉弦细数。其证型是

A. 肝风上扰

B. 痰浊中阻

C. 肝火亢盛

D. 阴虚阳亢

E. 肝肾阴虚

18. 患者,女,33 岁。劳累后心悸气促 7 年。查体:二尖瓣面容,第一心音亢进,心尖部可闻及 Ⅲ 级隆隆样舒张期杂音,有开瓣音。$P_2 > A_2$,心律规则,本次因为气促不能平卧,伴咯血入院。下列最合适的治疗方法是

A. 吸氧

B. 毛花苷 C 静脉注射

C. 镇咳剂

D. 呋塞米静脉注射

E. 止血剂

19. 患者胃脘胀痛,每因情志不舒而病情加重,得嗳气后稍缓,嘈杂吞酸,舌质淡红,苔薄白,脉弦。辨证为

A. 脾胃虚弱

B. 肝胃不和

C. 脾胃湿热

D. 胃阴不足

E. 胃络瘀阻

20. 患者,男,60 岁。上腹隐痛 1 年,饭后腹胀,食欲减退,体检一般情况尚可,测定基础胃酸排血量减少,胃肠造影胃皱襞少,黏膜粗乱。诊断首先考虑为

A. 胃溃疡

B. 慢性萎缩性胃炎

C. 胃痛

D. 慢性浅表性胃炎

E. 胃黏膜脱垂症

21. 患者,男,36 岁。已诊断消化性溃疡。近期出现脱水、电解质和酸碱平衡紊乱及营养缺乏。其原因是

A. 厌食

B. 并发胃炎

C. 出血

D. 疼痛

E. 幽门梗阻

22. 患者十二指肠溃疡病史 8 年,饮酒后突发上腹剧痛。查体:板状腹。拟诊为急性穿孔,确诊最重要的检查是

A. 腹部 X 线透视

B. 钡餐透视

C. 血常规

D. 粪便隐血试验

E. 腹腔穿刺

23. 患者,男,50 岁。既往体健,查体时发现肝右季肋下 2cm,质硬无压痛,脾可触及,ALT 正常。肝穿刺病理:假小叶形成。其诊断是

A. 慢性活动性肝病

B. 慢性持续性肝炎

C. 代偿期肝硬化

D. 肝脓肿

E. 肝纤维化

24. 患者,男,42 岁。不规则低热 3 个月,厌食,体重下降 5kg,右季肋下胀痛,巩膜轻度黄染,面部见 3 个蜘蛛痣,肝肋下 3.5cm,质硬表面不平。脾肋下 1cm,肝区可闻及血管杂音。白细胞 $5.8 \times 10^9/L$,中性粒细胞 0.64,丙氨酸氨基转移酶 130U/L,碱性磷酸酶 30U/L。经中西医治疗无效。应诊断为

A. 慢性活动性肝炎

B. 原发性肝癌

C. 门脉性肝硬化

D. 肝脓肿

E. 肝血管瘤

25. 患者,男,35 岁。饭后 2 小时突然出现上腹部持续性刀割样疼痛,后延及全腹。查:心尖部 Ⅱ级雷鸣样舒张期杂音,心房颤动;腹部压痛、反跳痛,上腹部尤为突出。下腹壁少量皮下青紫。血清淀粉酶 200U/L。应诊断为

A. 消化性溃疡穿孔

B. 急性出血坏死型胰腺炎

C. 急性阑尾炎穿孔并发腹膜炎

D. 急性胆囊炎

E. 肠系膜下动脉栓塞

26. 患者,男,40 岁。泄泻 20 余年,诊断为溃疡性结肠炎。稍进油腻之品,则大便次数增多,腹痛喜温喜按,腹胀,腰酸膝软,形寒肢冷,神疲懒言,舌质淡,脉沉细。辨证是

A. 湿热内蕴证

B. 脾胃虚弱证

C. 脾肾阳虚证

D. 肝郁脾虚证

E. 阴血亏虚证

27. 患者,男,36 岁。体检时发现蛋白尿阳性,24 小时定量为 1.3g,下肢轻度浮肿,血压 150/96mmHg,血肌酐 124μmol/L。其诊断是

A. 慢性肾小球肾炎

B. 急性肾小球肾炎

C. 肾病综合征

D. 慢性肾功能衰竭

E. 慢性肾盂肾炎

28. 患者,男,34 岁。因身体不适就诊,全身浮肿,面色苍白,畏寒肢冷,腰脊冷痛,神疲,纳少,便溏,舌嫩淡胖,有齿痕,脉沉细。尿常规检查见尿蛋白,血压 160/90mmHg。辨证为

A. 肺肾气虚证

B. 脾肾阳虚证

C. 脾肾气虚证

D. 肝肾阴虚证

E. 气阴两虚证

29. 患者,男,45 岁。慢性肾炎 12 年,现面浮肢肿,身热汗出,口干不欲饮,胸脘痞闷,腹部胀满,纳差,尿黄短少,便溏,舌红,苔黄腻,脉滑数。其中医治法是

A. 益气养阴

B. 活血化瘀

C. 健脾化湿

D. 清热利湿

E. 温补脾肾

30. 患者,女,32 岁。劳累后出现尿频、尿急、尿痛,高热、寒战、头痛、周身酸痛、恶心、呕吐,体温 39.4℃,肾区叩击痛。尿常规示潜血(+++),蛋白(+),镜检见大量红细胞、白细胞。血常规 WBC 明显升高,中性粒细胞 82%。B 超示肾外形凹凸不平,两

肾大小不等。应考虑的诊断是

A. 急性肾炎

B. 慢性肾炎

C. 急性肾盂肾炎

D. 慢性肾盂肾炎

E. 慢性肾盂肾炎急性发作

31. 患者小便不畅,少腹胀满疼痛,小便灼热刺痛,烦躁易怒,口苦口黏,胸胁苦满,舌质暗红,脉弦。其治法是

A. 疏肝理气,清热通淋

B. 清热利湿通淋

C. 健脾补肾

D. 泻火解毒

E. 滋阴益肾,清热通淋

32. 患者,男,54 岁。慢性肾衰竭病史 2 年,近 2 日精神萎靡,恶心、呕吐,血肌酐 940μmol/L,二氧化碳结合力 15mmol/L,血钾 6.8mmol/L。应首选的治疗措施是

A. 静点碳酸氢钠

B. 口服碳酸氢钠

C. 血液透析

D. 腹膜透析

E. 静脉注射利尿剂

33. 患者胁下结块坚实,痛如锥刺,脘腹胀满,目肤黄染,日渐加深,面色晦暗,肌肤甲错,口苦咽干,小便黄赤,大便干黑,舌质红,有瘀斑,苔黄腻,脉弦数。治疗应首选

A. 逍遥散合桃红四物汤

B. 茵陈蒿汤合鳖甲煎丸

C. 滋水清肝饮合鳖甲煎丸

D. 中满分消丸合茵陈蒿汤

E. 柴胡疏肝散合胃苓汤

34. 患儿,男。6 岁。1 月前出现眼睑浮肿.尿常规检查为蛋白尿,24 小时定量为 4.5g,血浆总蛋白为 25g/L,B 超提示腹水。临床

上最可能诊断为

A. 急性肾炎

B. 慢性肾炎

C. 肾病综合征

D. 肝硬化腹水

E. 肝硬化

35. 患者,男,19 岁。在房屋装修后立即入住,半年后出现头晕,乏力,心悸。就诊时骨髓活检示增生低下,症见面色苍白,唇甲色淡,心悸乏力,颧红盗汗,手足心热,口渴思饮,腰膝酸软,皮肤出血,便结,舌质淡,舌苔薄,脉细数。最可能的诊断为

A. 缺铁性贫血,肾阴虚证

B. 再生障碍性贫血,肾阳亏虚证

C. 急性白血病,阴虚火旺证

D. 再生障碍性贫血,肾阴亏虚证

E. 原发免疫性血小板减少症,阴虚火旺证

36. 患者因腹胀就诊。查体:脾脏增大至脐下,质地坚实,表面光滑,切迹明显,无压痛,血象检查示白细胞 80×10^9/L,中性杆状核和晚幼粒细胞为多,骨髓象见各系细胞极度增生,以粒系为主,粒:红比例增至 30:1。最可能的诊断是

A. 急性淋巴细胞性白血病

B. 慢性淋巴细胞性白血病

C. 急性粒细胞性白血病

D. 慢性粒细胞性白血病

E. 类白血病反应

37. 患者,男,21 岁。患急性淋巴细胞性白血病,五心烦热,口干口苦,盗汗、乏力,皮肤瘀斑,舌红苔黄脉细数。其中医证型是

A. 热毒炽盛

B. 气阴两虚

C. 阴虚火旺

D. 痰热瘀阻

E. 肝火上炎

38. 患者,女,20岁。颈前肿胀5个月,伴眼突,烦躁易怒,手指颤抖,多汗,面红目赤,头晕目眩,口苦咽干,大便秘结,舌红苔黄,脉弦数。治疗应首选
    A. 龙胆泻肝汤加减
    B. 逍遥散加减
    C. 天王补心丹加减
    D. 柴胡疏肝散加减
    E. 镇肝息风汤加减

39. 患者,男,58岁。糖尿病史5年,服格列本脲血糖控制在8.6~9.6mmol/L。近3天尿频、尿痛、尿急,昨天出现昏迷,查空腹血糖24.0mmol/L,血钠148mmol/L,血尿素氮7.08mmol/L,尿糖(+++),尿酮(++)。应诊断为
    A. 糖尿病酮症酸中毒
    B. 脑血管意外
    C. 乳酸中毒昏迷
    D. 低血糖昏迷
    E. 高渗性非酮症糖尿病昏迷

40. 患者,女,30岁。因等渗性缺水、低钾综合征,经快速补液、补钾盐后,感全身疲乏无力,心跳不齐,恶心腹胀,血压90/60mmHg,脉搏50次/分,心电图示T波高尖。其紧急处理不包括
    A. 停止所有钾盐的摄入
    B. 静脉补充5%碳酸氢钠
    C. 静推10%葡萄糖酸钙
    D. 静脉补充高渗葡萄糖和胰岛素
    E. 给予镁剂

41. 患者下肢关节肿痛,反复发作,缠绵不愈,关节酸楚重着,麻木不仁,屈伸不利,腰膝酸痛,神疲乏力,舌质淡,苔白,脉细。治疗应首选
    A. 独活寄生汤
    B. 防风汤

C. 蠲痹汤
D. 白虎加桂枝汤
E. 双合汤

42. 患者,女,35岁。关节肿胀疼痛,痛有定处,晨僵,屈伸不利,遇寒痛剧,局部畏寒怕冷,舌苔薄白,脉沉紧。诊断为类风湿关节炎,治疗应首选
    A. 大秦艽汤
    B. 蠲痹汤
    C. 宣痹汤
    D. 双合汤
    E. 白虎加桂枝汤

43. 患者,女,32岁。高热5天,不恶寒,满面红赤,皮肤红斑鲜红,咽干,口渴,喜冷饮,尿赤而少,关节疼痛,舌红绛,苔黄,脉滑数。查抗双链DNA(dsDNA)抗体、抗Sm抗体(+)。证属
    A. 气营热盛证
    B. 阴虚内热证
    C. 热郁积饮证
    D. 瘀热痹阻证
    E. 气分热盛证

44. 患者,男,21岁。突然跌仆,目睛上视,口吐白沫,手足抽搐,喉间痰鸣,舌苔白腻,脉弦滑。治宜选用
    A. 醒脾汤
    B. 黄连温胆汤
    C. 龙胆泻肝汤合涤痰汤
    D. 左归丸
    E. 定痫丸

45. 患者平素头晕头痛,耳鸣目眩,突然发生口眼歪斜,舌强语謇,半身不遂,舌质红苔黄,脉弦。诊断为脑血栓形成,其证型是
    A. 风痰入络证
    B. 肝阳暴亢,风阳上扰证

C.痰热腑实证

D.气虚血瘀证

E.阴虚风动证

46.患者,男,32岁。突然出现剧烈头痛来急诊。查体:神清,颈强直,四肢肌力V级,肌张力正常,巴宾斯基征(+),视乳头水肿。最可能的诊断是

　　A.腰椎间盘突出症

　　B.高血压脑病

　　C.脑出血

　　D.蛛网膜下腔出血

　　E.脑栓塞

47.患者,女,25岁。有风湿性心脏瓣膜病伴房颤病史,2小时前突然出现右侧肢体无力,查体:右侧肢体肌力2级。头颅CT检查正常。临床诊断为

　　A.脑血栓形成

　　B.短暂性脑缺血发作

　　C.脑栓塞

　　D.脑出血

　　E.蛛网膜下腔出血

48.患者,男,48岁。已诊断腔隙性脑梗死。现症:手足麻木,肌肤不仁,言语不利,口角

流涎,舌质淡暗,苔薄白,脉浮弦。其中医治法是

　　A.化痰醒神,通络养血

　　B.益气养血,通络止痉

　　C.祛风通络,养血和营

　　D.祛风通络,化瘀养血

　　E.豁痰开窍,通络祛风

49.患者,男,60岁。活动中突感眩晕,枕部疼痛、呕吐、步行不稳,20分钟后昏迷,呼吸节律不整,诊断脑出血。其部位是

　　A.脑颞叶

　　B.基底节

　　C.脑室

　　D.脑桥

　　E.小脑

50.患者,女,25岁,自服敌百虫60mL,22小时入院。昏迷,双瞳孔缩小,双肺可闻及湿啰音,心率60次/分,律齐,无杂音。下列处理哪项是错误的

　　A.静脉注射阿托品

　　B.静脉滴注双复磷

　　C.静脉注射呋塞米

　　D.清水洗胃

　　E.2%碳酸氢钠洗胃

二、A3/A4型题

> **答题说明**
> 　　以下提供若干个案例,每个案例下设若干考题。请根据各考题题干所提供的信息,在每题下面的A、B、C、D、E五个备选答案中选择一个最佳答案。

(51~53题共用题干)

　　患者,女,58岁。慢性咳嗽,咳痰8年。每年发作3个月以上,近3年出现气喘,加重1周。查体:两肺广泛哮鸣音,两肺可闻及湿性啰音。

51.本病最可能的诊断是

　　A.支气管扩张

B.慢性支气管炎(喘息型急性发作期)

C.支气管哮喘

D.慢性支气管炎(单纯型)

E.慢性支气管炎(喘息型迁延期)

52.应首选的治疗方法是

　　A.吸氧、控制感染、卧床休息

　　B.止咳、祛痰、补液

C. 吸氧、止咳、祛痰

D. 控制感染、解痉平喘、止咳祛痰

E. 控制感染、避免受凉

53. 本病不及时治疗，易演变为

A. 小叶性肺炎

B. 肺结核

C. 肺癌

D. 肺气肿

E. 大叶性肺炎

（54～56 题共用题干）

患者，女，24 岁。幼年有"支气管哮喘"。反复出现发作性气喘、咳嗽 2 年，每月发作 2～4 次，吸入煤烟或香烟烟雾后出现喘息，咳少量白色黏痰，口服抗生素及氨茶碱后缓解，无发作时如常人，曾拍胸片检查无异常。本次就诊查体：双肺呼吸音清晰，无干、湿啰音。

54. 最可能的诊断是

A. 支气管内膜结核

B. 支气管肺癌

C. 支气管哮喘

D. 支气管扩张

E. 慢性支气管炎

55. 对确诊最有价值的检查是

A. 胸部 X 片

B. 胸部 CT

C. 痰培养

D. 支气管激发试验

E. 纤维支气管镜

56. 最适宜的治疗是

A. 吸入糖皮质激素和长效 β 受体激动剂

B. 静脉滴注糖皮质激素

C. 口服氨茶碱

D. 口服抗生素和氨茶碱

E. 吸入沙丁胺醇气雾剂

（57～59 题共用题干）

患者，女，43 岁。近 3 月来午后低热，剧烈咳嗽，痰中带血，进食少，乏力，消瘦，应用抗生素及止咳化痰药物无效，X 线检查未见异常，血沉未见增快，痰中找到结核菌。现症见干咳，咳声短促，咳少量白黏痰，胸部隐痛，午后手足心热，口干，盗汗，舌红少苔，脉细数。

57. 其病证结合诊断是

A. 急性气管－支气管炎，气阴两虚证

B. 慢性支气管炎，肺阴虚证

C. 肺结核，肺阴亏损证

D. 过敏性肺炎，阴虚火旺证

E. 支气管哮喘，气阴耗伤证

58. 其中医治法是

A. 清热解毒

B. 行气化滞

C. 益气养阴

D. 活血化痰

E. 滋阴润肺

59. 治疗应首选

A. 血府逐瘀汤

B. 增液承气汤

C. 月华丸加减

D. 益气聪明汤

E. 半夏茯苓汤

（60～62 题共用题干）

患者，男，40 岁。因心前区压榨性闷痛 1 小时入院，既往有冠状动脉粥样硬化性心脏病病史，临床症状不除外心肌梗死。

60. 为明确诊断，宜采取的检查是

A. 观察心率变化

B. 观察含服硝酸甘油的变化

C. 观察症状变化

D. 抽血测谷草转氨酶

E. 严密观察心电图演变

61. 诊断为急性心肌梗死后，下列治疗中说法错误的是

A. 饮食宜低钠、低脂肪

B. 吸氧

C. 解除疼痛

D. 注意休息，可在室内活动

E. 溶解血栓

62. 本病最易发生的并发症为
    A. 心肌梗死后综合征
    B. 栓塞
    C. 乳头肌功能失调或断裂
    D. 心脏破裂
    E. 心室壁瘤

(63~65题共用题干)

患者,女,29岁。发热伴鼻出血5天。1周前出现咽喉疼痛,发热,口服抗生素,2天后鼻出血不止,乏力气短。现症:壮热,口渴多汗,烦躁,头痛面赤,咽痛,鼻衄,皮下紫癜、瘀斑。查体:胸骨压痛,肝脾淋巴结肿大。舌红绛,苔黄,脉大。血常规:血红蛋白64g/L,白细胞22.4×10⁹/L,原始、幼稚细胞占21%,血小板50×10⁹/L。骨穿示骨髓有核细胞显著增生,原始细胞为27%。

63. 其诊断是
    A. 急性白血病
    B. 急性再生障碍性贫血
    C. 骨髓增生异常综合征
    D. 巨幼细胞贫血
    E. 原发免疫性血小板减少症

64. 其治法是
    A. 清热化痰,活血散结
    B. 益气养阴,清热解毒
    C. 清热解毒,利湿化浊
    D. 清热解毒,凉血止血
    E. 滋阴降火,凉血解毒

65. 治疗应首选
    A. 黄连解毒汤合清营汤
    B. 知柏地黄丸合二至丸
    C. 五阴煎
    D. 葛根芩连汤
    E. 温胆汤合桃红四物汤

(66~68题共用题干)

患者,女,48岁。20年前患风湿性关节炎,半月前受凉后出现咳嗽,吐白色泡沫样痰,痰中带血丝,活动后胸闷、气短、心悸。1天前,出现夜间不能平卧。查体:心率115次/分,心尖部第一心音减弱,可闻及舒张期隆隆样杂音和收缩期Ⅲ级吹风样杂音,X线示左心房增大。

66. 西医诊断为
    A. 风心病,二尖瓣关闭不全
    B. 风心病,三尖瓣关闭不全
    C. 风心病,二尖瓣狭窄
    D. 风心病,主动脉瓣狭窄
    E. 风心病,二尖瓣狭窄伴关闭不全

67. 为明确诊断,下列检查宜首选的是
    A. 心电图
    B. 超声心动图
    C. 心导管检查
    D. 心功能检查
    E. 24小时动态心电图

68. 该患者最易发生的并发症是
    A. 脑栓塞
    B. 心房颤动
    C. 肠系膜动脉栓塞
    D. 心力衰竭
    E. 肺水肿

(69~72题共用题干)

患者,男,65岁。有间歇性头痛、头晕、血压偏高史,未系统诊治。现精神萎靡,少寐多梦,腰膝酸软,遗精耳鸣,四肢不温,形寒怯冷,舌质淡,脉沉弱。昨日出现剧烈头痛,伴心悸,多汗,呕吐,视物模糊,抽搐,面色苍白,血压190/120mmHg,心率120次/分。

69. 最可能的诊断是
    A. 高血压3级
    B. 高血压脑病
    C. 恶性高血压
    D. 高血压危象
    E. 继发性高血压

70. 其中医证型是

A. 肝肾阴虚证

B. 瘀血内停证

C. 痰湿内盛证

D. 肾阳虚衰证

E. 肝阳上亢证

71. 治疗应首选

　　A. 血府逐瘀汤

　　B. 半夏白术天麻汤

　　C. 杞菊地黄丸

　　D. 济生肾气丸

　　E. 天麻钩藤饮

72. 若患者大便溏薄,应加用

　　A. 四神丸

　　B. 真人养脏汤

　　C. 肾气丸

　　D. 桃花汤

　　E. 驻车丸

(73 ~ 75 题共用题干)

　　患者,女,35 岁。因寒战、发热、腰痛伴尿频、尿急、尿痛 1 天入院。查体:T 39.5℃,左侧肾区有叩击痛,肋脊角压痛,尿沉渣白细胞(+++),可见白细胞管型。

73. 该患者最可能的诊断是

　　A. 肾结核

　　B. 急性膀胱炎

　　C. 急性肾小球肾炎

　　D. 慢性肾盂肾炎

　　E. 急性肾盂肾炎

74. 该患者为了进一步检查,以便尽快选择有效药物治疗,最简便、阳性率最高的试验是

　　A. 尿细菌定量培养

　　B. 尿培养

　　C. 内生肌酐清除率

　　D. X 线检查

　　E. 尿沉渣涂片镜检

75. 该患者若无条件做尿细菌学检查,应该首选的治疗是

　　A. 抗病毒药

B. 抗真菌药

C. 氨基糖苷类

D. β - 内酰胺类

E. 大环内酯类

(76 ~ 78 题共用题干)

　　患者,女,42 岁。发现血尿、蛋白尿 6 年。肢体肿胀,疲倦乏力,少语懒言,自汗,易感冒,腰脊酸痛。查体:BP 150/90mmHg,面色萎黄,舌淡,苔白,脉细弱。24 小时尿蛋白定量 1.0 ~ 1.7g,血肌酐 100μmol/L。

76. 首先考虑的诊断是

　　A. 原发性高血压肾损害

　　B. 慢性肾小球肾炎

　　C. 急性肾小球肾炎

　　D. 慢性肾盂肾炎

　　E. 肾病综合征

77. 该患者的血压控制应

　　A. <165/95mmHg

　　B. <140/90mmHg

　　C. <135/85mmHg

　　D. <130/80mmHg

　　E. <125/75mmHg

78. 治疗应首选

　　A. 异功散

　　B. 五苓散合五皮饮

　　C. 胃苓汤

　　D. 附子理中丸

　　E. 玉屏风散合金匮肾气丸

(79 ~ 83 题共用题干)

　　患者,女,49 岁。上腹胀满 5 年,2 个月来胃脘隐痛,喜温喜按,食欲不振,全身无力,便溏,舌淡红,苔薄白,脉沉细。X 线钡餐未见异常。胃镜活检:炎性细胞浸润及肠上皮化生,未见腺体萎缩。

79. 应诊断为

　　A. 胃黏膜脱垂

　　B. 早期胃癌

C. 慢性萎缩性胃炎

D. 慢性浅表性胃炎

E. 胃神经症

80. 若患者腹胀、恶心呕吐、腹痛明显,应选用

A. 雷尼替丁

B. 维生素 B_{12}

C. 多潘立酮

D. 硫糖铝

E. 阿莫西林

81. 中医治法为

A. 健脾益气,温中和胃

B. 清利湿热,醒脾化浊

C. 疏肝理气,和胃止痛

D. 养阴益胃,和中止痛

E. 化瘀通络,和胃止痛

82. 中医治疗应首选的方剂是

A. 四君子汤

B. 益胃汤

C. 柴胡疏肝散

D. 黄芪建中汤

E. 失笑散合丹参饮

83. 若患者泛吐清水较重,应加

A. 附子、生姜

B. 干姜、吴茱萸

C. 干姜、肉桂

D. 吴茱萸、陈皮

E. 小茴香、丁香

(84~86 题共用题干)

患者,女,54 岁。双腕、双手近段指尖关节、掌指关节肿痛 3 年,晨僵 1 小时。查体:双腕、双手 2~4 掌指关节及 3~4 近端指间关节肿胀,压痛,ANA(-)。

84. 最可能的诊断是

A. 强直性脊柱炎

B. 类风湿关节炎

C. 反应性关节炎

D. 骨关节炎

E. 痛风性关节炎

85. 该患者基本病理改变是

A. 血管炎

B. 软骨炎

C. 滑膜炎

D. 附着点炎

E. 韧带炎

86. 治疗应首选的药物是

A. 青霉素

B. 布洛芬

C. 青霉胺

D. 地塞米松

E. 甲氨蝶呤

(87~89 题共用题干)

患者,男,56 岁。心房颤动患者,突发一过性黑蒙。两周来共发生过 5 次,每次持续 2~15s。查体:无神经系统异常。脑 CT 无异常。

87. 可能的诊断是

A. 脑动脉瘤

B. 脑血栓形成

C. 脑出血

D. 脑血管畸形

E. 短暂性脑缺血发作

88. 主要累及的血管是

A. 基底动脉系

B. 椎动脉系

C. 颈内动脉系

D. 大脑后动脉

E. 大脑前动脉

89. 最适宜的预防治疗是

A. 阿司匹林

B. 低分子右旋糖酐

C. 丙戊酸钠

D. 胞二磷胆碱

E. 降纤酶

(90~93 题共用题干)

患者,男,40 岁。腹痛半年余,诊为消化

性溃疡。现症见胃脘灼热疼痛,胸胁胀满,泛酸,口苦口干,烦躁易怒,大便秘结,舌红,苔黄,脉弦数。

90.其中医辨证是
  A.肝胃郁热证
  B.胃阴不足证
  C.胃络瘀阻证
  D.脾胃虚寒证
  E.肝胃不和证

91.其中医治法是
  A.疏肝理气,健脾和胃
  B.温中散寒,健脾和胃
  C.活血化瘀,通络和胃
  D.清胃泻热,疏肝理气
  E.健脾养阴,益胃止痛

92.治疗应首选的方剂是
  A.柴胡疏肝散合五磨饮子
  B.黄芪建中汤
  C.化肝煎合左金丸
  D.一贯煎合芍药甘草汤
  E.活络效灵丹合丹参饮

93.若患者两胁胀痛甚,应加
  A.郁金、川楝子
  B.川芎、五灵脂
  C.陈皮、青皮
  D.玫瑰花、乳香
  E.川芎、延胡索

(94~97题共用题干)

患者,男性,63岁。素有糖尿病病史,近几个月以来出现心烦,口渴,多饮多尿,口干舌燥,舌边尖红,苔薄黄,脉洪数。

94.其辨证为
  A.肾阴亏虚
  B.胃热炽盛
  C.肺热伤津
  D.肾气不固
  E.阴阳两虚

95.治法为

  A.滋阴补肾,润燥止渴
  B.清泻胃火,养阴增液
  C.滋阴固肾
  D.滋阴温阳,补肾固涩
  E.清热润肺,生津止渴

96.治疗应首选
  A.金匮肾气丸加减
  B.六味地黄丸加减
  C.柴胡疏肝散加减
  D.玉女煎加减
  E.消渴方加减

97.若脉虚数,烦渴不止,小便频数,可用
  A.二冬汤
  B.增液承气汤
  C.生脉散
  D.参附龙牡汤
  E.炙甘草汤

(98~100题共用题干)

患者,男,70岁。高血压病30余年,未系统诊治。近几日于劳累后感觉心悸、气短,并逐渐出现夜间卧位则心悸加重,需坐起后得以缓解。近日气温骤降,上述症状加重。现症:心悸,气短,倦怠乏力,面色苍白,动辄汗出,头晕,面颧暗红,夜寐不安,口干。查体:颈静脉怒张,两下肺闻及细湿啰音,心尖搏动弥散,心浊音界向两侧扩大,以左下为主;心率110次/分,闻及早搏10次/分,各瓣膜听诊区未闻及杂音,肝肋下8cm,下肢凹陷性水肿。舌质红,苔薄白,脉细数无力。心电图示窦性心动过速,频发房性早搏,T波低平。胸部X线片示心影普遍增大,两肺明显淤血征象,肺动脉圆锥突出。

98.最可能的诊断是
  A.急性心力衰竭
  B.慢性心力衰竭
  C.慢性肺源性心脏病
  D.扩张型心肌病
  E.急性前壁心肌梗死

99. 治疗应首选的方剂是
    A. 三子养亲汤合真武汤
    B. 参附龙牡汤
    C. 生脉散合酸枣仁汤
    D. 人参养荣汤合桃红四物汤
    E. 真武汤

100. 若患者以盗汗为主,舌红口干,应加
    A. 生地黄、地骨皮、碧桃干
    B. 浮小麦、糯稻根
    C. 白术、茯苓、甘草
    D. 当归、白芍
    E. 五倍子、五味子

一、A2 型题

答题说明

以下每一道考题下面有 A、B、C、D、E 五个备选答案。请从中选择一个最佳答案。

---

1. 患者,女,47 岁。喘促日久,动则喘甚,呼多吸少,气不得续,汗出肢冷,跗肿,面青唇紫,舌淡苔白,脉沉弱。治疗应首选
   A. 金匮肾气丸合参蛤散
   B. 参附汤合黑锡丹
   C. 生脉地黄汤合金水六君煎
   D. 生脉散合补肺汤
   E. 平喘固本汤合补肺汤

2. 患者,男,54 岁。咳嗽,气促,伴右侧胸痛,咯铁锈痰。查体:BP 70/40mmHg,P 120 次/分,紫绀,神志恍惚,肢冷,右下肺少量湿性啰音。WBC 7.8×10^9/L,中性 85%。首先应采取的紧急措施是
   A. 高流量吸氧
   B. 静滴血管活性药
   C. 静滴广谱抗生素
   D. 静滴糖皮质激素
   E. 补充血容量

3. 患者,男,57 岁。3 年来反复咯血,咳黏稠痰,低热,伴消瘦,活动后气短,乏力,X 线胸片示右肺上叶后段片状及条索状阴影,并有透亮区,胸廓下陷,气管右移。最可能的诊断是
   A. 原发性支气管肺癌
   B. 浸润性肺结核
   C. 干酪样肺炎
   D. 纤维空洞型肺结核
   E. 血行播散型肺结核

4. 患者,女,42 岁。近 1 年有阵发性夜间呼吸困难,1 天前出现气短,咳粉红色泡沫痰。查体:心率 120 次/分,心尖区可闻及舒张期隆隆样杂音。心电图示窦性心动过速。下列紧急措施中不正确的是
   A. 静注毛花苷 C 注射液
   B. 吗啡皮下注射
   C. 吸氧
   D. 静注呋塞米
   E. 采取坐位

5. 患者,女,50 岁。现症见心悸时发时止,胸闷烦躁,失眠多梦,口干口苦,大便秘结,小便黄赤,舌苔黄腻,脉象弦滑。实验室检查:血钾正常。心电图示室性心动过速。未用过毛花苷 C,除给予利多卡因治疗外,并用中医辨证论治。其证型是
   A. 湿热内蕴证
   B. 痰饮凌心证
   C. 痰火扰心证
   D. 痰瘀阻络证
   E. 气滞血瘀证

6. 患者,男,42 岁。血压 160/105mmHg,双下肢水肿,少尿伴心悸。X 线示左心室扩大。血生化:尿素氮 12.3mmol/L,肌酐 240μmol/L。尿常规镜检每高倍视野红细胞 10 ~ 20 个,尿蛋白(+)。降压药首先为
   A. β 受体拮抗药
   B. 普萘洛尔
   C. 利血平
   D. ACEI
   E. 氢氯噻嗪(双氢克尿噻)

7. 患者,男性,75 岁。既往有房颤病史 10 年。血压偏高,平时未系统治疗。3 天前走路时突然倒地伴失语。最可能的原因是
   A. 脑出血
   B. 脑瘤

C.脑动脉硬化

D.脑血肿

E.脑梗死

8.患者,男,65岁。高血压20年,未经规范治疗,现剧烈头痛,呕吐咖啡样胃内容物。查体见深昏迷,BP200/110mmHg,深浅反射消失,确诊应首选的检查是

A.ECG 检查

B.脑 CT 检查

C.碳氧血红蛋白测定

D.胆碱酯酶活力测定

E.血糖及尿酮体测定

9.患者,60岁。既往有高血压病史。其突发心脏骤停,经电复律后,心电图示急性广泛前壁心梗,频发室早,室速。床旁心脏彩超示:EF 39%。治疗首选的药物是

A.普罗帕酮

B.美托洛尔

C.利多卡因

D.极化液

E.胺碘酮

10.患者,男,50岁。既往有慢性肝炎病史10年。现 B 超提示腹腔积液,血钾 3.4mmol/L。应首选的利尿剂是

A.甘露醇

B.利尿酸钠

C.氢氯噻嗪

D.螺内酯

E.呋塞米

11.患者,女,40岁。既往有慢性肾炎病史。现症见面浮肢肿,身热汗出,口干不欲饮,胸脘痞闷,腹部胀满,纳食不香,尿黄短少,便溏不爽,舌红苔黄腻,脉滑数。其中医证型是

A.痰湿证

B.湿浊证

C.水湿证

D.湿热证

E.血瘀证

12.患者,男性,31岁。诉头昏乏力半年余。血常规:白细胞 6×10^9/L,分类正常,血小板 100×10^9/L,血红蛋白 70g/L。有反复痔疮出血史 2 年。现诊为缺铁性贫血,予以口服铁剂治疗。为根治贫血,同时建议他应进行的治疗是

A.长期铁剂治疗

B.输血

C.治疗痔疮

D.多食富含铁的食物

E.常做大便隐血试验

13.患者,女,42岁。贫血、出血、感染,全血细胞减少,外周血未见幼稚细胞,为鉴别非白血病性白血病与再障,应进行的检查是

A.肝脾淋巴结是否肿大

B.网织红细胞多少

C.骨髓增生程度及原始细胞多少

D.皮肤黏膜有无浸润

E.巨核细胞多少

14.患者,女性,8岁。发热,鼻出血,四肢出现大量瘀点、瘀斑 2 天,发病前 1 周有感冒史。血小板 15×10^9/L,骨髓增生活跃,巨核细胞增多,幼稚型巨核细胞占 0.5,产血小板型巨核细胞占 0.05。其诊断是

A.急性原发免疫性血小板减少症

B.再生障碍性贫血

C.慢性原发免疫性血小板减少症

D.过敏性紫癜

E.弥漫性血管内凝血

15.再生障碍性贫血患者,症见心悸气短,周身乏力,面色晦暗,头晕耳鸣,腰膝酸软,肌肤

甲错,胁痛,舌紫暗、有瘀点,脉涩。其治疗首选方剂是

A. 左归丸合当归补血汤

B. 六味地黄丸合桃红四物汤

C. 金匮肾气丸合当归补血汤

D. 右归丸合桃红四物汤

E. 右归丸、左归丸合当归补血汤

16. 患者,女性,36岁。主诉头晕、乏力,3年来月经量多。浅表淋巴结及肝脾未触及。血红蛋白58g/L,白细胞 8×10^9/L,血小板 185×10^9/L;血片可见红细胞中心淡染区扩大,网织红细胞计数0.005。对上述治疗效果反应最早的指标是

A. 白细胞数量

B. 血红蛋白含量

C. 网织红细胞计数

D. 叶酸、维生素 B_{12} 含量

E. 铁蛋白浓度

17. 患者,女性,35岁。黄疸、贫血伴关节酸痛3个月。体检巩膜黄染,脾下界位于肋下2cm。血红蛋白58g/L,白细胞 5×10^9/L,血小板 110×10^9/L,网织红细胞计数0.25。外周血涂片成熟红细胞形态正常。尿隐血试验阴性。患者家族史无异常。为明确诊断,应做的检查是

A. 肝功能

B. Coombs 试验

C. CT

D. 免疫球蛋白

E. 骨髓检查

18. 女性白血病患者出现壮热,口渴汗多,烦躁,头痛面赤,身痛,口舌生疮,面颊肿胀疼痛,舌红苔黄,脉数。其治疗首选的方剂是

A. 犀角地黄汤

B. 茜根散

C. 黄连解毒汤合清营汤

D. 葛根芩连汤

E. 清营汤

19. 患者,男,45岁。患者慢性心衰服用洋地黄治疗。近1周,其因肺部感染出现高热等,给予抗生素治疗。近2日,患者心慌、气短加重,心率减慢。心电图示基底见窄而高尖的 T 波;血清钾 6.9mmoL/L。考虑为高钾血症,给予对症治疗。在下列选项中,不宜使用的治疗措施是

A. 碳酸氢钠液静脉缓慢注射

B. 口服聚磺苯乙烯

C. 葡萄糖酸钙静脉缓慢注射

D. 腹膜透析

E. 血液透析

20. 患者,女,65岁。患类风湿关节炎20余年,关节出现僵硬变形,其原因是

A. 感受风寒湿热邪气

B. 正气不足,肝肾两虚

C. 气血不行,瘀血内生

D. 气机不畅,津凝成痰

E. 痰瘀互结于关节

21. 1 型糖尿病患者,用中效胰岛素加二甲双胍治疗后血糖、尿糖均能得到满意控制。1周来,其体温持续 39℃,咳嗽,左下肺可闻及湿啰音。白细胞 15.3×10^9/L。治疗除抗感染外,宜

A. 原治疗方案不变

B. 加大中效胰岛素剂量

C. 改用长效胰岛素

D. 加大二甲双胍剂量

E. 改用短效胰岛素

22. 患者,男性,50岁,身高180cm,体重68kg。患 2 型糖尿病 1 年,经饮食控制、体育锻炼,血糖未达到理想水平。治疗方案首选

A. 格列齐特治疗

B.二甲双胍治疗

C.胰岛素治疗

D.胰岛素、二甲双胍治疗

E.格列本脲、二甲双胍治疗

23.患者,女性,34 岁。6 年前诊断为甲状腺功能亢进,连续服药 5 年,症状完全缓解,已停药 1 年。近 1 个月来,其出现心慌、多汗、手抖之症,测定 T_3、T_4 水平升高。双眼突出明显,突眼度左 18mm,右 2mm。甲状腺Ⅱ度肿大,双侧杂音。下列治疗方案不妥的是

A.继续应用抗甲状腺药物治疗

B.口服抗甲状腺药物加甲状腺片

C.^{131}I 治疗

D.暂不考虑手术治疗

E.口服抗甲状腺药物加普萘洛尔、甲状腺片

24.患者短暂性脑缺血发作,头晕目眩,头重如蒙,肢体麻木,胸脘痞闷,舌质暗,苔白腻,脉滑数。其首选方剂是

A.补阳还五汤合桃红四物汤

B.镇肝息风汤合血府逐瘀汤

C.黄连温胆汤合桃红四物汤

D.天王补心丹合膈下逐瘀汤

E.通窍活血汤合天王补心丹

25.患者,女,60 岁。诊断为短暂性脑缺血发作。现症见头晕目眩,头重如蒙,肢体麻木,胸脘痞闷,舌质暗,苔白腻,脉滑数。其中医治法是

A.平肝息风,育阴潜阳

B.补气养血,活血通络

C.化痰开窍,活血通络

D.豁痰化瘀,通经活络

E.涤痰开窍,活血化瘀

26.患者女性,在某医院诊为系统性红斑狼疮,

长期低热,手足心热,面色潮红而有暗紫斑,口干咽痛,渴喜冷饮,目赤齿衄,关节肿痛,烦躁不寐,舌红少苔,脉细数。治疗应首选的方剂是

A.犀角地黄汤

B.玉女煎

C.养阴清肺汤

D.独活寄生汤

E.身痛逐瘀汤

27.患者关节肿痛且变形 3 年,现屈伸受限,肌肉刺痛,痛处不移,皮肤失去弹性,按之稍硬,肌肤紫暗,面色黧黑,舌质暗红、有瘀斑,苔薄白,脉弦涩。其中医证型是

A.湿热痹阻证

B.寒热错杂证

C.阴虚内热证

D.痰瘀互结证

E.肝肾不足证

28.类风湿关节炎患者症见午后发热,口干咽燥,关节肿胀疼痛,小便赤涩,大便秘结,舌质干红苔少,脉细数。伴纳呆,恶心欲吐,全身困乏无力。其中医证型是阴虚内热证兼湿热。治疗当以丁氏清络饮合下列方剂中的

A.三仁汤

B.三妙散

C.大秦艽汤

D.羌活胜湿汤

E.蠲痹汤

29.患者,女,32 岁。症见面部蝶形红斑、多关节痛、口腔溃疡 2 个月,发热 1 周。ANA(+),抗 Sm 抗体(+),抗 SSA 抗体(+),血尿常规正常,胸片正常,目前无感染证据。最佳治疗方案是

A.泼尼松 1mg/kg + NSAIDs + 羟氯喹

B.泼尼松 2mg/kg 以上

C. 泼尼松 1mg/kg + CTX

D. 泼尼松 1mg/kg + NSAIDs + CTX

E. 泼尼松 1mg/kg + NSAIDs + 抗生素

30. 患者,女,30 岁。其患系统性红斑狼疮,皮肤红斑。现症见低热,口苦纳呆,两胁胀痛,黄疸,肝大,烦躁不寐,舌紫暗,脉弦。其中医证型是

A. 瘀热痹阻证

B. 气血两亏证

C. 阴虚内热证

D. 瘀热伤肝证

E. 热郁积饮证

31. 23 岁男性患者,因服格鲁米特(导眠能)过量住院,行气管插管和机械通气。出院后,其感进行性呼吸困难 6 周。肺功能试验最可能出现异常的指标是

A. 最大吸气压

B. 最大呼气流速

C. 吸气和呼气最大流量曲线

D. 动脉血氧分压

E. 一氧化碳弥散量

32. 患者,男,50 岁。突起呼吸困难,两肺可闻及哮鸣音,心率快,心音听诊欠清晰。宜首选的治疗药物是

A. 哌替啶

B. 异丙肾上腺素

C. 肾上腺素

D. 氨茶碱

E. 毛花苷 K

33. 患者,女,40 岁。其患类风湿关节炎 1 年余,对称性多关节肿痛,未经治疗。血常规及肝肾功能检查正常。首选的治疗药物是

A. 一种 NSAID 药物

B. 两种 NSAIDs 药物联合使用

C. 慢作用药加清肺汤

D. 慢作用药加 NSAID 药物

E. 慢作用药加糖皮质激素

34. 患者,男,26 岁。上肢血压 180 ~ 200/100 ~ 110mmHg,下肢血压 140/80mmHg。查体:肩胛间区可闻及血管杂音,伴震颤,尿 17 – 酮、17 – 羟类固醇正常,尿苦杏仁酸正常。其高血压原因应考虑为

A. 皮质醇增多症

B. 主动脉缩窄

C. 嗜铬细胞瘤

D. 原发性醛固酮增多症

E. 单侧肾动脉狭窄

35. 患者,女,50 岁。间断上腹疼痛 5 年,疼痛发作与情绪、饮食有关。查体:上腹部轻压痛。胃镜:胃窦皱襞平坦,黏膜粗糙无光泽,黏膜下血管透见。应首先考虑的诊断是

A. 消化性溃疡

B. 胃黏膜脱垂

C. 慢性浅表性胃炎

D. 胃癌

E. 慢性萎缩性胃炎

36. 患儿,男,9 岁。2 周前,其咽喉肿痛,发热,服用抗生素后好转。2 天前,其眼睑浮肿,小便色红。血压 140/90mmHg。应首先考虑的诊断是

A. 流行性感冒

B. 肺炎

C. 肾病综合征

D. 慢性肾炎

E. 急性肾炎

37. 患者,男,70 岁。患咳喘病多年,近来加重。现症见咳喘,心悸怔忡,不能平卧,动则尤甚,腹部胀满,浮肿,肢冷尿少,面青唇绀,舌胖紫暗苔白滑,脉沉细、结代。其治

疗首选的方剂是

A. 涤痰汤

B. 独参汤

C. 补肺汤合参蛤散

D. 二陈汤合三子养亲汤

E. 真武汤合五苓散

38. 患者，女，36岁。其平素月经量多，检查发现全血细胞减少。查体：无肝、脾肿大，无胸骨压痛。骨髓象提示增生重度减少，骨髓小粒成分中见非造血细胞成分，无原始细胞。现症见：形寒肢冷，气短懒言，面色苍白，唇甲色淡，大便稀溏，面肢浮肿，舌淡苔白，脉沉细。其诊断是

A. 肾阳亏虚证，缺铁性贫血

B. 肾阳亏虚证，再生障碍性贫血

C. 肾阴阳两虚证，再生障碍性贫血

D. 脾肾阳虚证，缺铁性贫血

E. 脾肾阳虚证，再生障碍性贫血

39. 患者，男，28岁。头晕乏力1年半，皮肤散在出血点。血常规示血红蛋白65g/L，红细胞2.5×10^{12}/L，白细胞1.8×10^9/L；白细胞分类：淋巴细胞80%，中性粒细胞20%，骨髓增生低下。其诊断是

A. 骨髓纤维化

B. 慢性再生障碍性贫血

C. 急性再生障碍性贫血

D. 脾功能亢进

E. 白血病

40. 患者，女，41岁。右上腹隐痛2个月。肝下界位于右肋下1.5cm处，剑突下3.5cm处可触及，脾未触及。谷丙转氨酶正常，胆红素正常，甲胎蛋白正常。B超可探及肝右叶有一2.3cm×1.9cm大小的实质性暗区。为明确诊断，首选的检查是

A. B超引导下肝穿刺活检

B. γ谷氨酰转肽酶及其同工酶检查

C. 醛缩酶及其同工酶检查

D. α-抗胰蛋白酶检查

E. 铁蛋白测定

41. 患者，男，29岁。经常出现规律性上腹痛3年，空腹发作，夜间更重，进食可缓解，服抗酸药可止痛。最可能诊断为

A. 胃溃疡

B. 十二指肠球部溃疡

C. 复合性溃疡

D. 十二指肠壅积症

E. 胃黏膜脱垂症

42. 患者，女，35岁。主因间断性下肢无力、瘫痪就诊。3年前，无明显诱因出现全身乏力，以下肢为甚，严重时下肢瘫痪，持续2～4小时后缓解。为明确诊断，首先用于筛选的实验室检查是

A. 血常规

B. 肌活检

C. 血电解质

D. 尿常规

E. 肌电图

43. 患者，男，43岁。诊断为再生障碍性贫血10余年。症见面色苍白，唇甲色淡，心悸乏力，五心烦热，盗汗，口渴欲饮，腰膝酸软，舌红苔花剥，脉细数。其中医治法是

A. 补益气血，补肾活血

B. 补肾助阳，益气养血

C. 滋阴助阳，益气补血

D. 滋补肾阴，活血补血

E. 滋阴补肾，益气养血

44. 患者，男，44岁。主因血脂异常就诊。现症见肢体困重，食少纳呆，腹胀，胸腹满闷，头晕神疲，大便溏薄，形体肥胖，舌体胖边有齿痕，苔白腻，脉滑。治疗首选的方剂是

A. 保和丸

B.血府逐瘀汤

C.丹栀逍遥散

D.龙胆泻肝汤

E.导痰汤

45.患者,男,50岁。间断低热半年余,加重伴汗出3天。查体:形体消瘦,精神差,脾脏大,肝脏中度增大,胸骨中下段压痛。实验室检查:白细胞总数 $22 \times 10^9/L$。其最可能的诊断是

A.急性淋巴细胞白血病

B.急性单核细胞白血病

C.慢性粒细胞性白血病

D.急性早幼粒细胞白血病

E.慢性白血病

46.类风湿关节炎患者,症见关节疼痛,痛有定处,疼痛剧烈。其诊断是

A.行痹

B.痛痹

C.着痹

D.热痹

E.久痹

47.患者,女,30岁。其患类风湿关节炎1年,应用甲氨蝶呤治疗。下列说法正确的是

A.每周剂量为7.5~25mg,以口服为主,1日之内服完

B.本药不可静注或肌内注射

C.疗程一般为3个月

D.极少引起肝损害

E.本药所引起的胃肠道反应、骨髓抑制等

不良反应在停药后难以恢复

48.患者,女,30岁。其间歇性上腹痛3年,近日出现胀痛伴呕吐,呕吐物量多,为隔餐食物,抗酸剂治疗无效。上腹部有振水音,转动体位症状不能缓解。最可能的诊断是

A.急性胰腺炎

B.慢性胃炎

C.消化性溃疡合并幽门梗阻

D.胃癌

E.胃下垂

49.患者,男,70岁。既往有慢性支气管炎病史30余年。现症见咳嗽气短,痰涎清稀,反复易感,倦怠懒言,自汗畏寒,舌苔淡白,脉细弱。其中医治法应为

A.补肺益气,化痰止咳

B.补肺健脾,止咳化痰

C.补肺益肾,纳气平喘

D.滋阴补肺,润肺止咳

E.温肺化饮,散寒止咳

50.患者,女,30岁。突发呼吸困难,发绀,咳粉红色泡沫痰,BP80/50mmHg,两肺散在湿啰音,HR146次/分,律绝对不齐,心尖部舒张期杂音,心电图示房颤,治疗首选

A.静脉注射呋塞米

B.静脉注射毛花苷C

C.静脉注射硝普钠

D.静脉注射氨茶碱

E.皮下注射吗啡

二、A3/A4型题

答题说明

以下提供若干个案例,每个案例下设若干考题。请根据各考题题干所提供的信息,在每题下面的A、B、C、D、E五个备选答案中选择一个最佳答案。

（51~53题共用题干）

患者确诊支气管肺癌1个月。现症见咳

嗽无力,少痰,痰中带血,神疲乏力,时有心悸,汗出气短,口干,午后潮热,手足心热,纳呆脘胀,舌红苔薄,脉细数无力。

51. 其中医辨证是
A. 气滞血瘀证
B. 痰湿毒蕴证
C. 阴虚毒热证
D. 气阴两虚证
E. 痰瘀互结证

52. 其中医治法是
A. 活血散瘀,行气化滞
B. 祛湿化痰,清热解毒
C. 养阴清热,解毒散结
D. 益气养阴,化痰散结
E. 行气化滞,清热解毒

53. 治疗首选的方剂是
A. 生脉饮
B. 血府逐瘀汤
C. 导痰汤
D. 五味消毒饮
E. 沙参麦冬汤

(54~56 题共用题干)

孙某,男,68 岁。其胸闷痛反复发作 10 余年,突然加重且持续不缓解将近 1 小时,伴有心悸、大汗出、四肢厥冷,面色唇甲青紫,舌质紫暗,脉沉微欲绝。血压 90/60mmHg。心电图见 $V_3 \sim V_5$ 导联 ST 段抬高。CK – MB 80U/mL,肌钙蛋白2.2mg/L。

54. 其最可能的诊断是
A. 急性前间壁心肌梗死
B. 急性广泛前壁心肌梗死
C. 急性下壁心肌梗死
D. 急性前壁心肌梗死
E. 急性高侧壁心肌梗死

55. 其中医治法是
A. 豁痰活血,理气止痛
B. 活血化瘀,通络止痛
C. 益气活血,祛瘀止痛

D. 益气滋阴,通脉止痛
E. 回阳救逆,益气固脱

56. 治疗首选的方剂是
A. 补阳还五汤加减
B. 真武汤加减
C. 左归丸加减
D. 参附龙牡汤加减
E. 右归丸加减

(57~59 题共用题干)

患者,男,18 岁。2 天来发热 39℃,伴腹痛、腹泻,腹泻每日 10 余次,初为稀便,后为黏液脓血便,伴里急后重。便常规检查:WBC 15~20/HP,RBC5~10/HP,脓液(++)。

57. 最可能的诊断是
A. 食物中毒
B. 肠炎
C. 伤寒
D. 细菌性痢疾
E. 霍乱

58. 确诊首选的检查为
A. 大便培养
B. 血常规
C. 血培养
D. 尿常规
E. 尿培养

59. 该疾病最需与哪种疾病鉴别
A. 肠癌
B. 肝炎
C. 胃炎
D. 肠炎
E. 霍乱

(60~64 题共用题干)

张某,男,35 岁,工人。痔疮便血 2 年。血红蛋白 67g/L,红细胞平均体积 68fL,平均红细胞血红蛋白量 20pg,总铁结合力 70μmol/L,血清铁 6μmol/L,转铁蛋白饱和度 9.5%,现症见面色苍白,唇甲色淡,头晕,疲乏,形寒肢冷,腰膝酸软,大便不成形,舌淡,脉沉细弱。

60. 其西医诊断是
    A. 巨幼红细胞贫血
    B. 再生障碍性贫血
    C. 缺铁性贫血
    D. 溶血性贫血
    E. 自身免疫性溶血性贫血

61. 其中医辨证是
    A. 脾胃虚弱证
    B. 心脾两虚证
    C. 脾虚痰阻证
    D. 脾肾阳虚证
    E. 肝肾阴虚证

62. 其中医治法是
    A. 健脾和胃
    B. 益气补血
    C. 温补脾肾
    D. 温补肾阳
    E. 健脾化湿

63. 1 小时前患者突然便鲜血,出血量约 800mL。应给予的治疗是
    A. 输血浆增量剂
    B. 输全血及输液
    C. 输晶体液
    D. 紧急手术
    E. 应用升压药物

64. 患者输血 1~2 小时后,突起寒战,高热头痛,血压 120/90mmHg。应考虑是
    A. 溶血反应
    B. 发热反应
    C. 疟疾感染
    D. 体温中枢受损
    E. 过敏反应

(65~66 题共用题干)
患者,男,45 岁。高血压十余年,左侧面部和上下肢无力,MRI 可清晰显示脑干病灶,其余未见明显异常。

65. 首先考虑的诊断为

A. 脑出血
B. 脑栓塞
C. 脑血栓形成
D. 腔隙性梗死
E. 蛛网膜下腔出血

66. 最有效的检查手段是
    A. CT
    B. MRI
    C. PET
    D. SPECT
    E. 脑电图

(67~71 题共用题干)
患者,男,40 岁。发现血尿、蛋白尿 5 年。查体:BP 150/90mmHg,双下肢轻度凹陷性水肿。实验室检查:尿蛋白 1.0~1.7g/d,尿红细胞 5~15/HP,Scr 100μmol/L。B 超示双肾大小正常。

67. 首先考虑的临床诊断是
    A. 无症状性蛋白尿和(或)血尿
    B. 急性肾小球肾炎
    C. 慢性肾小球肾炎
    D. 肾病综合征
    E. 高血压肾损害

68. 进一步检查项目应首选
    A. 肾活检病理检查
    B. 尿找肿瘤细胞
    C. 肾动脉造影
    D. 24 小时尿钠测定
    E. 双肾 CT 检查

69. 降压药物应首选
    A. 袢利尿剂
    B. 血管紧张素转换酶抑制剂
    C. 钙通道阻滞剂
    D. α 受体阻滞剂
    E. β 受体阻滞剂

70. 理想的血压控制目标是
    A. <160/95mmHg
    B. <140/90mmHg

C. <140/85mmHg

D. <135/85mmHg

E. <125/75mmHg

71. 其治疗的最终目标是

A. 消除尿蛋白

B. 消除水肿

C. 延缓肾脏病进展

D. 控制血压

E. 消除血尿

（72～74 题共用题干）

患者，男，56 岁。头痛，头晕 3 年，血压常为 160/100mmHg，夜尿增多。心电图示左心室肥厚劳损。眼底检查示视网膜动脉狭窄，动静脉交叉压迫。尿蛋白（＋＋）。

72. 西医考虑诊断为

A. 高血压病 1 级

B. 肾性高血压

C. 嗜铬细胞瘤

D. 高血压病 2 级

E. 高血压病 3 级

73. 关于治疗以下说法不正确的是

A. 使用钙通道阻滞剂

B. 待血压控制满意 2 周后停药

C. 尽量用长效制剂，减少血压波动

D. 用药剂量宜从小剂量或一般剂量开始

E. 使用 β 受体阻滞剂

74. 该患者在应用 β 受体阻滞剂时，不宜与该药同用的药物是

A. 尼莫地平

B. 维拉帕米

C. 硝苯地平

D. 双氢克尿噻

E. 地西泮

（75～76 题共用题干）

患者，女，65 岁。冠心病心绞痛史 8 年，无高血压史，夜间突发心前区疼痛 8 小时入院。入院时 BP 150/90mmHg。经心电图检查，诊断为急性前间壁心肌梗死。

75. 最可能的心电图表现是

A. Ⅱ、Ⅲ、aVF 出现异常 Q 波，伴 ST 段弓背向上抬高

B. V_1～V_3 出现异常 Q 波，伴 ST 段弓背向上抬高

C. V_1～V_3 出现冠状 T 波

D. 频发室性早搏

E. 三度房室传导阻滞

76. 此时最具特征性的实验室改变是

A. 血清 LDH 水平增高

B. 血清 GOT（AST）水平增高

C. 血清 GPT（ALT）水平增高

D. 血清 CK－MB 水平增高

E. 血清肌红蛋白下降

（77～79 题共用题干）

1 岁男孩，因腹泻、呕吐 2 日住院。唇呈樱红色，口腔黏膜干燥，眼窝下陷，眼睑不能闭合，两肺无异常，舟状腹，皮肤弹性差，小便少。体温 36℃；心率 140 次/分，律齐，有力；呼吸深而速，35 次/分。临床诊断为：急性婴儿腹泻。

77. 若患者有酸碱平衡失调，则为

A. 代谢性酸中毒

B. 呼吸性酸中毒

C. 代谢性碱中毒

D. 呼吸性碱中毒

E. 混合性酸碱平衡失调

78. 该患儿已丢失体液量为

A. 400mL

B. 500mL

C. 600mL

D. 700mL

E. 800mL

79. 该患儿生理需要量为

A. 400mL

B. 500mL

C. 600mL

D. 700mL

E. 800mL

(80~84题共用题干)

患者,男,44岁。其因消瘦、口渴、乏力3月就诊。空腹血糖9.4mmol/L,尿糖阴性。现口渴引饮,饮食减少,精神不振,四肢乏力,体瘦,舌淡红苔白而干,脉弱。

80. 其可能的诊断是
    A. 糖尿病
    B. 血脂异常
    C. 甲亢
    D. 甲减
    E. 肾性糖尿病

81. 其中医治法为
    A. 清热润肺
    B. 清胃泻火
    C. 滋阴固肾
    D. 益气健脾
    E. 滋阴温阳

82. 其首选治疗方剂是
    A. 桃红四物汤
    B. 消渴方
    C. 六味地黄丸
    D. 金匮肾气丸
    E. 七味白术散

83. 若患者口渴明显,可加的中药是
    A. 石斛、天花粉
    B. 麦冬、五味子
    C. 天冬、麦冬
    D. 牡丹皮、天花粉
    E. 天花粉、生地黄

84. 若患者汗出过多,可加的中药是
    A. 五味子、山萸肉
    B. 肉苁蓉、炙黄芪
    C. 炙黄芪、麦冬
    D. 麻黄根、浮小麦
    E. 五味子、炙黄芪

(85~87题共用题干)

患者,男,60岁。症见突然失语,记忆力衰退。患者表情淡漠、焦虑,伴右侧肢体活动不利,右侧感觉障碍,步态不稳。现症见智力下降,神情呆滞,懒怠思卧,齿枯发焦,腰酸腿软,头晕耳鸣,舌体瘦小苔薄,脉沉细。

85. 可能的病证结合诊断是
    A. 血管性痴呆,髓海不足证
    B. 脑出血,心脾两虚证
    C. 脑梗死,心血不足证
    D. 蛛网膜下腔出血,肝肾阴虚证
    E. 腔隙性脑梗死,髓海不足证

86. 中医治法是
    A. 温补脾肾
    B. 补精填髓养神
    C. 补益肝肾
    D. 补益心脾
    E. 滋阴补肾

87. 治疗首选的方剂是
    A. 七福饮
    B. 还少丹
    C. 沙参麦冬汤
    D. 知柏地黄丸
    E. 地黄饮子

(88~90题共用题干)

患者,女,31岁。症见长期低热,手足心热,面色潮红而有暗紫斑,口干咽痛,渴喜冷饮,目赤齿衄,关节肿痛,烦躁不寐,间断有血尿,舌质红少苔,脉细数。化验尿蛋白(++),高倍视野颗粒管型5个;类风湿因子1:20;抗SSA抗体阳性;抗双链DNA抗体阳性。

88. 其可能的诊断是
    A. 系统性红斑狼疮
    B. 原发性血小板减少性紫癜
    C. 类风湿关节炎
    D. 肺结核
    E. 肾衰竭

89. 其中医证型是

A. 脾肾两虚证

B. 阴虚内热证

C. 气营热盛证

D. 热郁积饮证

E. 痰热痹阻证

90. 其中医治法是

A. 健脾利水

B. 养阴清热

C. 清热蠲饮

D. 凉血化斑

E. 活血化瘀

(91~93 题共用题干)

患者,男性,19 岁。恶心、呕吐 2 天,嗜睡、乏力。尿酮体(±),尿糖(+ + + +),血糖 29.5mmol/L, 血钠 140mmol/L, 尿素氮 14.2mmol/L,血浆渗透压 315mmol/L。

91. 最可能的诊断为

A. 酮症酸中毒昏迷

B. 高渗性非酮症昏迷

C. 乳酸性酸中毒

D. 脑梗死

E. 低血糖昏迷

92. 经小剂量胰岛素治疗 4 小时后,最可能出现

A. 低钾血症

B. 低血糖

C. 心衰

D. 脑水肿

E. 高氧血症

93. 患者已接受小剂量胰岛素治疗,尿量较多,饮食差,可能合并

A. 低钾血症

B. 低血糖

C. 心衰

D. 脑水肿

E. 高氧血症

(94~95 题共用题干)

患者有机磷杀虫剂中毒第三天,现已清醒,维持阿托品化状态,出现抬头困难、抬臂困难、呼吸困难,无流涎,双瞳孔 5mm 大小,肺部无干、湿啰音,监护示血氧饱和度下降。

94. 首选的抢救治疗手段是

A. 加大阿托品用量

B. 气管插管,保持气道通畅,准备机械通气

C. 应用呼吸兴奋剂

D. 给予糖皮质激素治疗

E. 减少阿托品用量

95. 该患者经抢救后脱险,1 个月后出现四肢麻木,末梢感觉异常,有疼痛感。这时最有可能的诊断是

A. 中间型综合征

B. 迟发性神经病

C. 中毒反跳

D. 阿托品中毒

E. 中毒性脑病

(96~100 题共用题干)

患者,男,43 岁。无明显诱因出现眼睑及下肢浮肿,气喘,乏力。血压 142/94mmHg。现症见浮肿,按之凹陷不易恢复,腹胀纳少,面色萎黄,神疲乏力,尿少色清,大便溏,舌质淡苔白腻,脉沉弱。尿蛋白阳性,24 小时尿蛋白定量 4.8g;血浆总蛋白 48g/L,白蛋白 23g/L,血清胆固醇 6.7mmol/L,甘油三酯 5.9mmol/L。

96. 最可能的诊断是

A. 急性肾炎

B. 肾病综合征

C. 慢性肾炎

D. 慢性肾衰竭

E. 尿路感染

97. 其中医证型是

A. 肾阳衰微证

B. 湿热内蕴证

C. 风水相搏证

D. 脾虚湿困证

E. 湿毒浸淫证

98. 其中医治法是

A. 温运脾阳,利水消肿

B. 温肾助阳,化气行水

C. 清热利湿,利水消肿

D. 疏风解表,宣肺利水

E. 宣肺解毒,利湿消肿

99. 入院后给予呋塞米静脉滴注,尿量未见增多。治疗应采取的措施是

A. 补液扩容

B. 服用免疫抑制剂

C. 静脉滴注抗生素

D. 血浆或血浆白蛋白输注

E. 口服利尿剂

100. 若患者服用糖皮质激素后尿蛋白无明显减少,应选用的药物种类是

A. ACEI

B. ARB

C. CCB

D. 抗生素

E. 细胞毒类

参 考 答 案

基 础 知 识

1. A	2. C	3. C	4. E	5. D	6. C	7. B	8. C	9. D	10. E
11. B	12. E	13. E	14. D	15. A	16. D	17. E	18. B	19. B	20. C
21. D	22. A	23. E	24. B	25. D	26. A	27. C	28. E	29. B	30. D
31. B	32. C	33. A	34. E	35. D	36. C	37. C	38. B	39. C	40. D
41. D	42. B	43. A	44. C	45. D	46. B	47. C	48. B	49. B	50. E
51. B	52. D	53. C	54. E	55. D	56. C	57. E	58. A	59. B	60. A
61. A	62. E	63. C	64. A	65. E	66. B	67. A	68. B	69. E	70. D
71. B	72. C	73. A	74. C	75. C	76. B	77. B	78. C	79. C	80. D
81. A	82. B	83. A	84. E	85. A	86. E	87. E	88. A	89. C	90. D
91. C	92. E	93. D	94. A	95. D	96. E	97. A	98. E	99. C	100. E

相关专业知识

1. D	2. C	3. C	4. D	5. A	6. B	7. E	8. B	9. A	10. B
11. C	12. A	13. C	14. B	15. D	16. E	17. C	18. A	19. A	20. C
21. A	22. A	23. D	24. C	25. D	26. B	27. A	28. A	29. B	30. A
31. D	32. C	33. D	34. B	35. A	36. D	37. E	38. D	39. E	40. D
41. C	42. B	43. C	44. C	45. A	46. C	47. D	48. A	49. B	50. A
51. D	52. B	53. A	54. D	55. C	56. E	57. E	58. D	59. C	60. B
61. C	62. A	63. A	64. C	65. B	66. C	67. B	68. D	69. A	70. D
71. B	72. A	73. A	74. C	75. E	76. A	77. B	78. C	79. A	80. A
81. B	82. C	83. D	84. A	85. A	86. E	87. B	88. D	89. B	90. A
91. A	92. A	93. D	94. A	95. A	96. B	97. C	98. D	99. A	100. D

专 业 知 识

1. C	2. E	3. C	4. D	5. A	6. C	7. D	8. A	9. E	10. A
11. A	12. D	13. A	14. A	15. D	16. A	17. E	18. D	19. B	20. B
21. E	22. A	23. C	24. B	25. B	26. C	27. A	28. B	29. D	30. E
31. A	32. C	33. B	34. C	35. D	36. D	37. C	38. A	39. A	40. E
41. A	42. B	43. A	44. E	45. B	46. D	47. C	48. C	49. E	50. E
51. B	52. D	53. D	54. C	55. D	56. A	57. C	58. E	59. C	60. E
61. D	62. C	63. A	64. D	65. A	66. C	67. B	68. D	69. B	70. D
71. D	72. A	73. E	74. E	75. C	76. B	77. E	78. E	79. D	80. C
81. A	82. A	83. B	84. B	85. C	86. E	87. E	88. C	89. A	90. A
91. D	92. C	93. A	94. C	95. E	96. E	97. A	98. B	99. C	100. A

专业实践能力

1. A	2. E	3. D	4. A	5. C	6. D	7. E	8. B	9. E	10. D
11. D	12. C	13. C	14. A	15. B	16. C	17. B	18. C	19. C	20. E
21. E	22. A	23. C	24. C	25. D	26. D	27. D	28. B	29. A	30. D
31. C	32. D	33. D	34. B	35. E	36. E	37. E	38. B	39. B	40. A
41. B	42. C	43. E	44. E	45. C	46. B	47. A	48. C	49. A	50. B
51. D	52. D	53. E	54. D	55. D	56. D	57. D	58. A	59. D	60. C
61. D	62. C	63. B	64. B	65. D	66. B	67. C	68. A	69. B	70. E
71. C	72. D	73. B	74. B	75. D	76. B	77. A	78. E	79. D	80. A
81. D	82. E	83. E	84. A	85. A	86. B	87. A	88. A	89. B	90. B
91. A	92. B	93. A	94. B	95. B	96. B	97. D	98. A	99. D	100. E

全国中医药专业技术资格考试

中西医结合内科专业（中级）押题秘卷（三）

考试日期： 年 月 日

考生姓名：＿＿＿＿＿＿

准考证号：＿＿＿＿＿＿

考 点：＿＿＿＿＿＿

考 场 号：＿＿＿＿＿＿

一、A1 型题

1. 具有"受盛"功能的脏腑是
   - A. 大肠
   - B. 三焦
   - C. 小肠
   - D. 胃
   - E. 脾

2. 真热假寒证的病机是
   - A. 阳虚则寒
   - B. 阴盛则寒
   - C. 阴盛格阳
   - D. 阳盛格阴
   - E. 阴损及阳

3. 脏腑相关理论中,与呼吸功能关系最密切的脏腑是
   - A. 心与肾
   - B. 肺与心
   - C. 肺与脾
   - D. 肺与肾
   - E. 肺与肝

4. 由于实邪结聚,阻滞经络,气血不能外达,而出现的病机是
   - A. 因虚致实
   - B. 真虚假实
   - C. 真实假虚
   - D. 虚实夹杂
   - E. 由实转虚

5. 症见伤食泄泻,宜采用的治法是
   - A. 补泻并用
   - B. 通因通用
   - C. 缓则治其本
   - D. 塞因塞用

   - E. 先祛邪,后扶正

6. 活动力极强、流动很迅速的气是
   - A. 卫气
   - B. 营气
   - C. 元气
   - D. 宗气
   - E. 清气

7. 下列影响疫疠的发生与流行的因素不确切的是
   - A. 气候的反常变化
   - B. 社会因素
   - C. 预防隔离工作
   - D. 精神状态
   - E. 环境条件

8. 下列除哪一项外,均属于五行之水
   - A. 五色之黑
   - B. 六腑之膀胱
   - C. 五脏之肾
   - D. 五体之筋
   - E. 五味之咸

9. 阳偏衰的病机指的是
   - A. 阳气虚损,热量不足,功能减退
   - B. 阴损及阳,机体阳气虚损
   - C. 阴邪侵袭,伤及阳气,阴盛则阳病
   - D. 阴寒直中脏腑,阳气受损
   - E. 脏腑阴阳失去平衡

10. 五志过极、六气皆可化生的是
    - A. 内风
    - B. 内寒
    - C. 内湿

D. 内燥

E. 内火

11. 下列各项中,与女子胞的功能关系最为密切的是
  A. 心、肝、脾,以及冲脉、督脉
  B. 心、肺、肾,以及阳明脉、带脉
  C. 心、肾,以及冲脉、任脉、督脉
  D. 心、脾,以及冲脉、任脉、带脉
  E. 心、肝、脾、肾,以及冲脉、任脉

12. "利小便即所以实大便"治法的依据是
  A. 脾主运化水液
  B. 小肠泌别清浊
  C. 肺主通调水道
  D. 膀胱贮尿排尿
  E. 肾主司二便

13. 治疗瘀血所致的崩漏,应选用的治法是
  A. 收涩止血法
  B. 塞因塞用法
  C. 益气摄血法
  D. 通因通用法
  E. 温补肝肾法

14. 《素问·六微旨大论》中的"是以升降出入,无器不有",说明了气的运动具有
  A. 代表性
  B. 对立性
  C. 普遍性
  D. 特殊性
  E. 相关性

15. 《素问·灵兰秘典论》云"心者,君主之官也,神明出焉"中"神明"的含义是
  A. 阴阳不测
  B. 人的精神意识思维活动
  C. 脏腑的功能活动
  D. 清静机灵

E. 两目之神采

16. 抵当汤中没有
  A. 大黄
  B. 水蛭
  C. 虻虫
  D. 桃仁
  E. 甘遂

17. 不属于太阴脏虚寒证的症状是
  A. 胸下结硬
  B. 腹满
  C. 呕吐、食不下
  D. 自利不渴
  E. 时腹自痛

18. "大病差后,喜唾,久不了了,胸上有寒",用何方治疗
  A. 理中丸
  B. 五苓散
  C. 小青龙汤
  D. 苓桂术甘汤
  E. 十枣汤

19. 水逆证的主要症状是
  A. 脉浮或浮数、微热、消渴
  B. 渴欲饮水、水入则吐
  C. 消渴或烦渴、干呕
  D. 小便不利、气上冲胸
  E. 心下痞、少腹满

20. 《金匮要略》论治血痹"阴阳俱微"的方剂是
  A. 薯蓣丸
  B. 肾气丸
  C. 黄芪桂枝五物汤
  D. 天雄散
  E. 小建中汤

21. 后世养血调经名方四物汤是从《金匮要略》哪个方剂化裁而成
    A. 当归散
    B. 当归芍药散
    C. 胶艾汤
    D. 当归建中汤
    E. 麦门冬汤

22. 胸胁支满,目眩,伴有小便不利的病证,属
    A. 痰饮之饮停心下
    B. 悬饮之饮流胁下
    C. 溢饮之饮流四肢
    D. 支饮之饮阻胸膈
    E. 伏饮之饮邪深伏

23. 下列哪一项不是风温的诊断要点
    A. 初起见发热、微恶风寒、咳嗽、口微渴、脉浮数等
    B. 卫分证过后可出现肺热壅盛之气分证候
    C. 后期易进入下焦,出现阴虚动风证
    D. 发生于冬春两季
    E. 肺卫之邪不解,可逆传心包

24. 春温后期,身热,心烦不得卧,口干咽燥,舌红苔黄,脉细数。病机为
    A. 肾阴耗伤,心火炽盛
    B. 热灼营阴,心神被扰
    C. 热入心包,心窍闭阻
    D. 余邪留伏阴分
    E. 肝肾阴伤,邪少虚多

25. 表示减毒配伍关系的是
    A. 相须,相使
    B. 相恶,相反
    C. 相畏,相杀
    D. 相须,相畏
    E. 相恶,相杀

26. 下列各项,不属蝉蜕功效的是

A. 疏散风热
B. 透疹止痒
C. 息风止痉
D. 明目退翳
E. 宣通鼻窍

27. 既能清热解毒,又能疏散风热、凉血止痢的药物是
    A. 金银花
    B. 连翘
    C. 青黛
    D. 大青叶
    E. 板蓝根

28. 具有化湿解暑功效的药物是
    A. 苍术
    B. 佩兰
    C. 豆蔻
    D. 砂仁
    E. 草豆蔻

29. 可用于暑湿泄泻,利小便以实大便的药物是
    A. 茵陈
    B. 通草
    C. 瞿麦
    D. 车前子
    E. 海金沙

30. 既善疏肝,又能暖肝的药物是
    A. 肉桂
    B. 花椒
    C. 香附
    D. 山茱萸
    E. 吴茱萸

31. 下列各项,不属附子主治证的是
    A. 亡阳欲脱,肢冷脉微
    B. 寒凝血瘀,经闭阴疽

C. 命门火衰,阳痿早泄

D. 中寒腹痛,阴寒水肿

E. 阳虚外感,寒痹刺痛

32. 既能消食化积,又能行气散瘀的药物是
    A. 神曲
    B. 山楂
    C. 木香
    D. 枳实
    E. 鸡内金

33. 既能凉血止血,又能化痰止咳、生发乌发的药物是
    A. 大蓟
    B. 藕节
    C. 侧柏叶
    D. 地榆
    E. 三七

34. 蒲黄具有的功效是
    A. 止血,化瘀,利尿
    B. 止血,温胃,行气
    C. 止血,敛肺,下气
    D. 止血,敛肺,止咳
    E. 止泻,活血,定痛

35. 下列不具有行气功效的药物是
    A. 川芎
    B. 郁金
    C. 延胡索
    D. 三棱
    E. 五灵脂

36. 具有养心安神敛汗功效的药物是
    A. 酸枣仁
    B. 莲子
    C. 远志
    D. 合欢皮
    E. 夜交藤

37. 具有补肝肾、强筋骨、续折伤功效的药物是
    A. 杜仲
    B. 桑寄生
    C. 五加皮
    D. 续断
    E. 狗脊

38. 《温病条辨》所称"辛凉平剂"指的是
    A. 银翘散
    B. 桑菊饮
    C. 桑杏汤
    D. 参苏饮
    E. 白虎汤

39. 下列各项,是对十枣汤使用注意事项的描述,其中欠妥的是
    A. 根据患者耐药性酌情增减药量
    B. 宜清晨空腹时服用
    C. 年老体弱者慎用
    D. 宜从大剂量开始
    E. 孕妇忌用

40. 痛泻要方中配伍防风的主要用意是
    A. 祛风胜湿
    B. 散肝舒脾
    C. 燥湿止痛
    D. 补脾柔肝
    E. 疏风散寒

41. 清营汤中体现"透热转气"配伍意义的药物是
    A. 金银花、生地黄
    B. 连翘、黄连
    C. 金银花、麦冬
    D. 金银花、连翘
    E. 黄连、金银花

42. 含有生地黄、知母的方剂是
    A. 生脉散

B. 玉女煎
C. 九味羌活汤
D. 犀角地黄汤
E. 青蒿鳖甲汤

43. 阳和汤的主治病证是
 A. 丹毒
 B. 阴疽
 C. 暗痱
 D. 寒痹
 E. 大头瘟

44. 完带汤主治证的病位是
 A. 脾、胃
 B. 肺、脾
 C. 肝、肾
 D. 脾、肾
 E. 肝、脾

45. 下列各项是对开窍剂使用注意事项的描述,其中错误的是
 A. 中病即止
 B. 孕妇慎用
 C. 宜多加热煎煮
 D. 应辨明闭证、脱证
 E. 应辨明病性属寒、属热

46. 定喘汤与苏子降气汤两方组成中均含有的药物是
 A. 苏子、甘草
 B. 苏子、杏仁

C. 厚朴、杏仁
D. 半夏、黄芩
E. 当归、甘草

47. 主治脾阳虚便血的方剂是
 A. 黄土汤
 B. 归脾汤
 C. 槐花散
 D. 四君子汤
 E. 补中益气汤

48. 大秦艽汤的主治病证是
 A. 破伤风
 B. 风寒湿痹
 C. 阴虚风动
 D. 风中头面经络
 E. 风邪初中经络

49. 主治湿温时疫,湿热并重的首选方剂是
 A. 甘露消毒丹
 B. 藿香正气散
 C. 香薷饮
 D. 连朴饮
 E. 三仁汤

50. 乌梅丸的主治病证是
 A. 痰厥
 B. 蛔厥
 C. 气厥
 D. 血厥
 E. 晕厥

二、B1 型题

答题说明

以下提供若干组考题,每组考题共用在考题前列出的 A、B、C、D、E 五个备选答案。请从中选择一个与问题关系最密切的答案。某个备选答案可能被选择一次、多次或不被选择。

(51～52 题共用备选答案)
A. 水脏

B. 娇脏
C. 刚脏

D. 孤府

E. 中精之府

51. 肝的另一种称谓是

52. 胆的另一种称谓是

(53~54 题共用备选答案)

A. 未病先防

B. 既病防变

C. 调理阴阳

D. 扶正祛邪

E. 治病求本

53. 调摄精神和锻炼身体以提高正气抗邪能力的防病原则是

54. 药物预防及人工免疫的原则是

(55~56 题共用备选答案)

A. 肺

B. 肾

C. 心

D. 脾

E. 肝

55. "朝百脉"的脏是

56. "主藏血"的脏是

(57~58 题共用备选答案)

A. 气能生血

B. 气能行津

C. 津血同源

D. 气能行血

E. 津能载气

57. 对于血虚患者的治疗,常在补血的同时补气,其理论根据是

58. "吐下之余,定无完气",其理论根据是

(59~60 题共用备选答案)

A. 通因通用

B. 标本兼治

C. 热者寒之

D. 塞因塞用

E. 寒者热之

59. 妇女因血虚而致月经闭止,治则是

60. 湿热痢疾初期,出现腹痛,便脓血,里急后重,治则是

(61~62 题共用备选答案)

A. 泻之

B. 收之

C. 竭之

D. 发之

E. 散之

61.《素问·阴阳应象大论》言其慓悍者,按而

62.《素问·阴阳应象大论》言其下者,引而

(63~64 题共用备选答案)

A. 阳虚则外寒

B. 阴虚则内热

C. 阳盛则阴病

D. 阳盛则外热

E. 阴盛则内寒

63. 出于《素问·调经论》,指外感寒邪早期,寒邪郁遏卫阳,体表失于温煦

64. 出于《素问·调经论》,指外邪郁遏卫阳,阳气不得宣泄的外感发热

(65~66 题共用备选答案)

A. 太阳中风,脉浮紧,发热恶寒,身疼热,不汗出而烦躁

B. 发汗吐下后,虚烦不得眠,心中懊侬

C. 伤寒二三日,心中悸而烦

D. 下之后,膈内拒痛,短气躁烦,心中懊侬,心下硬

E. 阳明病下之,心中懊侬而烦,胃中有燥屎

65. 大青龙汤主治

66. 小建中汤主治

(67~68 题共用备选答案)

A. 里热炽盛,迫津外越

B. 营卫失和,卫不固营

C. 肠胃实热,迫津外越

D. 阳气虚衰,卫阳不固

E. 热郁于里,郁热上蒸

67. 桂枝汤证汗出的病机是

68. 白虎加人参汤证汗出的病机是

(69~70题共用备选答案)

A. 枳实薤白桂枝汤

B. 瓜蒌薤白白酒汤

C. 薏苡附子散

D. 瓜蒌薤白半夏汤

E. 乌头赤石脂丸

69. 《金匮要略》论治"胸痹缓急者",用

70. 《金匮要略》论治"心痛彻背,背痛彻心者",用

(71~72题共用备选答案)

A. 虚寒夹瘀证

B. 肝脾失调证

C. 气滞痰凝证

D. 湿重于热证

E. 癥病漏下证

71. 桂枝茯苓丸主治的病证是

72. 温经汤主治的病证是

(73~74题共用备选答案)

A. 身热不扬

B. 身热汗出不解

C. 恶寒发热无汗

D. 寒热往来

E. 壮热无汗

73. 三仁汤所治的发热为

74. 雷氏宣透膜原法所治的发热为

(75~76题共用备选答案)

A. 气分证

B. 血分证

C. 卫分证

D. 营分证

E. 卫营同病证

75. 热陷心包,心窍闭阻属于

76. 湿热酿痰,蒙蔽心包属于

(77~78题共用备选答案)

A. 四气

B. 五味

C. 升降浮沉

D. 归经

E. 有毒无毒

77. 与所治疾病的寒热性质相对而言的中药性能是

78. 与所治疾病的病势相对而言的中药性能是

(79~80题共用备选答案)

A. 泻下力强

B. 泻下力缓

C. 偏于活血

D. 善清上焦火热

E. 善止血

79. 生大黄的特点是

80. 大黄炭的特点是

(81~82题共用备选答案)

A. 驱杀绦虫,宜研末,用温开水送服

B. 驱杀绦虫,用冷开水调,饭后服

C. 生用力佳,炒用力缓,鲜者优于陈年者

D. 驱杀姜片虫,宜文火久煎

E. 治疗疥癣,宜研末,用醋或蜂蜜涂患处

81. 槟榔的用法是

82. 南瓜子的用法是

(83~84题共用备选答案)

A. 清热解毒

B. 止痢补虚

C. 化瘀利尿

D. 固精缩尿

E. 涩肠止泻

83. 仙鹤草具有的功效是
84. 血余炭具有的功效是

(85～86 题共用备选答案)
    A. 既能平肝潜阳,又能清肝明目
    B. 既能软坚散结,又能平肝潜阳
    C. 既能软坚散结,又能利水
    D. 既能软坚散结,又能滋阴潜阳
    E. 既能软坚散结,又能活血止痛

85. 牡蛎具有的功效是
86. 珍珠母具有的功效是

(87～88 题共用备选答案)
    A. 白芥子
    B. 羚羊角
    C. 天南星
    D. 天麻
    E. 地龙

87. 治疗高热惊厥,手足抽搐,首选药物是
88. 治疗风湿痹痛,肢体麻木,手足不遂,首选药物是

(89～90 题共用备选答案)
    A. 生脉散
    B. 大定风珠
    C. 当归六黄汤
    D. 青蒿鳖甲汤
    E. 清营汤

89. 温病后期,阴伤邪伏者,治宜选用
90. 温病后期,阴虚风动者,治宜选用

(91～92 题共用备选答案)
    A. 败毒散
    B. 银翘散
    C. 麻黄汤
    D. 加减葳蕤汤
    E. 麻黄细辛附子汤

91. 阳虚之体外感风寒表证,治宜选用

92. 阴虚之体外感风热表证,治宜选用

(93～94 题共用备选答案)
    A. 仙方活命饮
    B. 普济消毒饮
    C. 泻白散
    D. 白虎汤
    E. 凉膈散

93. 被誉为"外科之首方"的方剂是
94. 主治大头瘟的方剂是

(95～96 题共用备选答案)
    A. 四逆散
    B. 四逆汤
    C. 乌梅丸
    D. 大承气汤
    E. 当归四逆汤

95. 治疗阳郁厥逆,首选的方剂是
96. 治疗阳衰寒厥,首选的方剂是

(97～98 题共用备选答案)
    A. 四君子汤
    B. 六味地黄丸
    C. 补中益气汤
    D. 百合固金汤
    E. 参苓白术散

97. 体现培土生金治法的方剂是
98. 体现金水相生治法的方剂是

(99～100 题共用备选答案)
    A. 脾胃虚寒证
    B. 肝胃虚寒证
    C. 湿滞脾胃证
    D. 脾胃寒湿气滞证
    E. 肝经寒凝气滞证

99. 厚朴温中汤的主治证候是
100. 平胃散的主治证候是

一、A1 型题

答题说明

以下每一道考题下面有 A、B、C、D、E 五个备选答案。请从中选择一个最佳答案。

1. 长期低热,兼颧红,五心烦热,此为
   A. 气虚发热
   B. 血虚发热
   C. 气郁发热
   D. 阴虚发热
   E. 小儿夏季热

2. 外感热病,营分有热,气分有湿的舌象是
   A. 红绛裂纹舌,无苔
   B. 淡白胖大舌,白润苔
   C. 红绛舌,黄燥苔
   D. 淡白舌,黄腻苔
   E. 红绛舌,白腻苔

3. 发热恶热,汗出,口渴喜饮,气短神疲,肢体困倦,小便短黄,舌红苔白,脉虚数,属于
   A. 火淫证
   B. 暑淫证
   C. 湿淫证
   D. 燥淫证
   E. 风淫证

4. 下列哪项不是肾气不固证的临床表现
   A. 小便失禁
   B. 浮肿少尿
   C. 滑精早泄
   D. 夜尿频多
   E. 带下清稀

5. 以脘腹痞胀,胃中有振水声,呕吐清水等为主要表现的证候是
   A. 胃气虚证
   B. 寒饮停胃证
   C. 胃阳虚证
   D. 胃热炽盛证
   E. 寒滞胃肠证

6. 咳声如犬吠,伴有声音嘶哑,呼吸困难,多见于
   A. 顿咳
   B. 白喉
   C. 肺气虚损
   D. 痰湿阻肺
   E. 阴虚肺燥

7. 具有脉短如豆,滑数有力特征的脉象是
   A. 滑脉
   B. 数脉
   C. 动脉
   D. 疾脉
   E. 促脉

8. 主病痰饮、食滞、实热证,以及青壮年的常脉、妇人孕脉,其脉象是
   A. 实脉
   B. 长脉
   C. 缓脉
   D. 洪脉
   E. 滑脉

9. 身大热,汗大出,大渴引饮,面赤气粗苔黄燥,脉洪大,属
   A. 少阳热化证
   B. 阳明经证
   C. 阳明腑证
   D. 少阳病证
   E. 太阳病证

10. 最常见的风淫证候是
    A. 咳嗽、咽痛

B. 鼻塞、流涕

C. 面浮、肢肿

D. 恶风、微热、汗出、脉浮缓

E. 眩晕、抽搐

11. 血热证的表现不包括的是

A. 月经量多而色淡

B. 身热面赤而发斑

C. 肌肤生疮、疖、疔、痈

D. 温热病之血分证

E. 迫血妄行而出血

12. 一般不会出现失眠的证是

A. 心阳虚证

B. 心血虚证

C. 痰火扰神证

D. 心阴虚证

E. 心火亢盛证

13. 对病人面色的观察,首先应注意鉴别

A. 主色与客色

B. 常色与病色

C. 主色与病色

D. 客色与病色

E. 善色与恶色

14. 头痛者伴颈强直,凯尔尼格征阳性,常见于

A. 流行性乙型脑炎

B. 脑出血

C. 蛛网膜下腔出血

D. 脑肿瘤

E. 脑梗死

15. 吸气性呼吸困难的特征是

A. 明显的哮鸣音

B. 深大呼吸

C. 呼吸浅慢

D. 三凹征

E. 胸部一侧呼吸减弱

16. 呕吐大量隔宿食物,多见于

A. 急性糜烂性胃炎

B. 慢性胃炎

C. 消化性溃疡

D. 急性肝炎

E. 幽门梗阻

17. 患者眩晕、呕吐,查体发现眼球震颤和共济失调。可能的病因是

A. 丘脑病变

B. 颈椎病

C. 延脑病变

D. 颅内肿瘤

E. 梅尼埃病

18. 下列关于蜘蛛痣的叙述,正确的是

A. 是皮肤小动脉扩张所致

B. 是皮肤小静脉扩张所致

C. 多分布于下腔静脉回流区

D. 肾上腺皮质激素增多所致

E. 雄激素增多所致

19. 胸骨左缘第 1~2 肋间及其附近区域听到连续性杂音,见于

A. 二尖瓣狭窄

B. 二尖瓣关闭不全

C. 动脉导管未闭

D. 主动脉瓣狭窄

E. 主动脉瓣关闭不全

20. 两上肢自然下垂,肩胛下角平

A. 第 3 肋间

B. 第 4 肋间

C. 第 5 肋间

D. 第 6 肋间

E. 第 7 肋间

21. 肝颈静脉反流征阳性见于

A. 肝炎

B. 肝硬化

C. 二尖瓣狭窄

D. 右心功能不全

E. 左心功能不全

22. 脾脏重度增大,表面有结节,多见于

A. 慢性淋巴细胞白血病

B. 疟疾

C. 肝硬化

D. 伤寒

E. 淋巴肉瘤

23. 成年女性,正常血沉的参考值为

A. 0 ~ 5mm/h

B. 0 ~ 10mm/h

C. 0 ~ 15mm/h

D. 0 ~ 20mm/h

E. 0 ~ 25mm/h

24. 能很好地反映肾脏浓缩稀释功能的指标是

A. 尿比重

B. 夜尿量

C. 尿沉渣计数

D. 蛋白尿

E. 24 小时尿量

25. 稳定型心绞痛发作时心电图的改变是

A. P 波高尖

B. 异常 Q 波

C. ST 段水平压低 0.1mV 以上

D. 完全性右束支传导阻滞

E. PR 间期延长

26. 听觉语音减弱见于

A. 肺纤维化

B. 气胸

C. 肺实变

D. 肺空洞

E. 压迫性肺不张

27. 硝酸甘油常采用舌下含服给药的原因是

A. 易被酸性胃液破坏

B. 易被碱性肠液破坏

C. 口服不易吸收

D. 口服刺激性大

E. 首过消除明显

28. 作用于中枢部位的抗高血压药是

A. 利血平

B. 可乐定

C. 哌唑嗪

D. 肼屈嗪

E. 硝普钠

29. 可促进呼吸道黏液分泌的药物是

A. 乙酰半胱氨酸

B. 氯化铵

C. 氨茶碱

D. 溴己新

E. 地塞米松

30. 新斯的明一般不宜用于

A. 重症肌无力

B. 支气管哮喘

C. 肌松药过量中毒

D. 手术后腹气胀和尿潴留

E. 阿托品中毒

31. 呋塞米的利尿作用的机制是

A. 抑制肾脏的稀释功能

B. 抑制肾脏的浓缩功能

C. 阻滞 Na^+ 重吸收

D. 对抗醛固酮的作用

E. 抑制肾脏的稀释和浓缩功能

32. "冬眠合剂"是指下述哪一组药物

A. 苯巴比妥、异丙嗪、吗啡

B. 苯巴比妥、氯丙嗪、吗啡

C. 氯丙嗪、异丙嗪、吗啡

D. 氯丙嗪、阿托品、哌替啶

E. 氯丙嗪、异丙嗪、哌替啶

33. 有抗病毒作用的药是

A. 克霉唑

B. 阿昔洛韦

C. 氟康唑

D. 酮康唑

E. 咪康唑

34. 青霉素对下列哪类病原体不敏感

A. 溶血性链球菌

B. 钩端螺旋体

C. 脑膜炎球菌

D. 百日咳杆菌

E. 大肠杆菌

35. 立克次体引起斑疹伤寒,应首选

A. 青霉素 G

B. 红霉素

C. 四环素

D. 氧氟沙星

E. 磺胺嘧啶

36. 病原体侵入人体后,仅引起机体发生特异性的免疫应答,临床上不显出任何症状、体征及生化改变。此种表现属于

A. 病原体被清除

B. 隐性感染

C. 显性感染

D. 病原携带状态

E. 潜伏性感染

37. 对确诊急性 HBV 感染最有意义的指标是

A. 抗 – HBc 阳性

B. 抗 – HBe 阳转

C. HBeAg 阳性

D. 抗 – HBs 阳转

E. 抗 – HBe 阳性

38. 曾用过抗菌药物,疑为伤寒的患者,最有价值的检查是

A. 粪培养

B. 骨髓培养

C. 血培养

D. 肥达反应

E. 血嗜酸性粒细胞计数

39. 下列有关隔离的叙述,错误的是

A. 是控制传染病流行的重要措施

B. 便于管理传染源

C. 可防止病原体向外扩散给他人

D. 可根据传染病的平均传染期来确定隔离期限

E. 某些传染病患者解除隔离后尚应进行追踪观察

40. 人们在遇到压力、痛苦、困境、困扰时引起自杀的主要原因是

A. 不想应对遇到的应激源

B. 已排除遇到的应激源

C. 难以应对遇到的应激源

D. 无意识遇到的应激源

E. 想超越遇到的应激源

41. 在发病、发展、转归和防治等方面都与心理社会因素密切相关的躯体疾病称为

A. 心身疾病

B. 社会疾病

C. 心理疾病

D. 生理疾病

E. 综合疾病

42. 下列关于良好的医患的叙述,不正确的是

A. 可提高病人的社交能力

B. 可使患者逐步建立治疗动机

C. 可造就医患之间的信任感

D. 本身就是一种治疗手段

E. 可为医生设计、修订治疗方案提供可靠

的依据

E.30,30

43. 下列各项违背了不伤害原则的是
    A. 有证据证明,生物学死亡即将来临,而病人痛苦时,允许病人死亡
    B. 积极强迫病人进行各种实验室检查
    C. 不对病人做与诊断无关的检查
    D. 糖尿病病人足部出现严重溃疡,且有发生败血症的危险时,应予以截肢
    E. 妊娠危及孕妇生命时,可行人工流产

44. 下列医患关系中,属于非技术关系的是
    A. 医务人员为患者实施手术
    B. 医务人员在急诊室抢救昏迷病人
    C. 医务人员对患者的同情和尊重
    D. 医务人员以精湛医术为患者服务
    E. 医务人员向患者解释病情

45. 下列不属医学道德评价方式的是
    A. 社会舆论
    B. 内心信念
    C. 法律条文
    D. 传统习惯
    E. 自我评价

46. 承担中医药专家学术经验和技术专长继承工作的人员,必须从事中医药专业多少年以上,并担任高级专业技术职称多少年以上
    A.30,10
    B.30,20
    C.40,10
    D.40,20

47. 刑法规定的犯罪行为是指
    A. 危害社会行为
    B. 思想活动行为
    C. 犯罪的客体
    D. 犯罪的对象
    E. 犯罪的社会关系

48. 计划生育技术服务机构中的医师资格取得及管理执行
    A.《中华人民共和国人口与计划生育法》
    B.《中华人民共和国妇幼保健法》
    C.《中华人民共和国执业医师法》
    D.《计划生育技术服务管理条例》
    E.《中华人民共和国婚姻法》

49. 以下哪项不属于在突发事件应急工作中必须遵循和贯彻的原则
    A. 统一领导、分级负责
    B. 反应及时、措施果断
    C. 依靠科学
    D. 最大限度降低经济损失
    E. 加强合作

50. 制定《中华人民共和国中医药条例》的核心目的是
    A. 保护人体健康
    B. 保护传统医药学
    C. 发展传统医药学
    D. 继承、创新中医药
    E. 保持中医药特色

二、B1 型题

答题说明

以下提供若干组考题,每组考题共用在考题前列出的 A、B、C、D、E 五个备选答案。请从中选择一个与问题关系最密切的答案。某个备选答案可能被选择一次、多次或不被选择。

(51～52 题共用备选答案)

A. 气轮

B. 水轮

C. 风轮

D. 血轮

E. 肉轮

51. 五轮学说中肺属

52. 五轮学说中心属

(53～54 题共用备选答案)

A. 口噤

B. 口张

C. 口撮

D. 口僻

E. 口振

53. 口角向一侧歪斜为

54. 战栗鼓颔,口唇振摇为

(55～56 题共用备选答案)

A. 釜沸脉

B. 鱼翔脉

C. 弹石脉

D. 解索脉

E. 雀啄脉

55. 在真脏脉中,主三阳热极,阴液枯竭之候的脉象是

56. 在真脏脉中,主三阴寒极,亡阳于外,虚阳浮越之候的脉象是

(57～58 题共用备选答案)

A. 热证转寒

B. 寒证化热

C. 由里出表

D. 由实转虚

E. 由虚致实

57. 病人脾肾阳虚,不能温运气化水液,以致水湿泛滥,形成了水肿。此为

58. 本为咳嗽吐痰,息粗而喘,苔腻脉滑,久之气短而喘,声低懒言,舌淡脉弱。此为

(59～60 题共用备选答案)

A. 脾失健运

B. 阴虚火旺

C. 大病正气未复

D. 痰湿困脾

E. 心肾阳虚

59. 饭后嗜睡,神疲倦怠,食少纳呆,属于

60. 困倦嗜睡,头目昏沉,胸脘痞闷,属于

(61～62 题共用备选答案)

A. 惊证

B. 喜证

C. 忧思证

D. 悲恐证

E. 怒证

61. 善悲喜哭,精神萎靡,面色惨淡;或胆怯易惊,恐惧不安,心悸失眠,属于

62. 情志抑郁,忧愁不乐,表情淡漠,胸闷胁胀,善太息,失眠多梦,头晕健忘,纳谷不馨,属于

(63～64 题共用备选答案)

A. 痰热壅肺证

B. 燥邪犯肺证

C. 肺热炽盛证

D. 肝火犯肺证

E. 风热犯肺证

63. 发热咳嗽,气粗而喘,鼻息灼热,咽喉红肿疼痛,便秘溲赤,舌红苔黄,脉数,属于

64. 发热微恶寒,咳嗽,痰少而黄,气喘鼻塞,流浊涕,舌尖红,苔薄黄,脉浮数,属于

(65～66 题共用备选答案)

A. 37. 3～38℃

B. 39. 1～41℃

C. 38. 1～39℃

D. >40℃

E. 39. 1～40℃

65. 低热为

66. 中等度热为

(67~68 题共用备选答案)

A. 支气管癌

B. 肺脓肿

C. 百日咳

D. 支气管内异物

E. 空洞型肺结核

67. 患者于体位改变时咳嗽加剧,痰量增多,可能的诊断是

68. 咳嗽带有鸡鸣样吼声常见于

(69~70 题共用备选答案)

A. 肝淤血

B. 肝脓肿

C. 急性胃肠穿孔

D. 右肺纤维化

E. 膈下脓肿

69. 肝浊音界消失见于

70. 肝浊音界上移见于

(71~72 题共用备选答案)

A. 脐上、脐下均向上

B. 脐上、脐下均向下

C. 脐上向上,脐下向下

D. 脐上向下,脐下向上

E. 以脐为中心向四周放射

71. 上腔静脉阻塞时,腹壁静脉曲张的血流方向为

72. 下腔静脉阻塞时,腹壁静脉曲张的血流方向为

(73~74 题共用备选答案)

A. 滑动触诊法

B. 浅部触诊法

C. 双手对应触诊法

D. 深压触诊法

E. 冲击触诊法

73. 触诊腹部肿块应采用

74. 腹水患者触诊肝脏应采用

(75~76 题共用备选答案)

A. T 波倒置

B. ST 段明显上抬,呈弓背向上的单向曲线

C. T 波高耸

D. ST 段下移

E. 异常深而宽的 Q 波

75. 心肌损伤的心电图改变是

76. 心肌坏死的心电图改变是

(77~78 题共用备选答案)

A. 中性粒细胞

B. 淋巴细胞

C. 嗜酸性粒细胞

D. 嗜碱性粒细胞

E. 单核细胞

77. 传染性单核细胞增多症时,主要增多的细胞是

78. 血清病时,主要增多的细胞是

(79~80 题共用备选答案)

A. 效能

B. 效价

C. 治疗指数

D. 药物量效曲线

E. 药物时量曲线

79. 反映药物安全性的是

80. 反映药物作用强度的是

(81~82 题共用备选答案)

A. 缩宫素

B. 垂体后叶素

C. 麦角新碱

D. 地诺前列酮

E. 雌激素

81. 催产和引产常用的药物是

82. 产后止血常用的药物是

（83～84 题共用备选答案）

A. 夜盲症

B. 坏血病

C. 出血

D. 佝偻病

E. 脚气病

83. 维生素 B_1 的主要适应证是

84. 维生素 C 的主要适应证是

（85～86 题共用备选答案）

A. 异丙肾上腺素

B. 肾上腺素

C. 间羟胺

D. 去甲肾上腺素

E. 多巴胺

85. 用于肝硬化门静脉高压致呕血的药物是

86. 抢救青霉素过敏性休克的首选药物是

（87～88 题共用备选答案）

A. 卡那霉素

B. 链霉素

C. 异烟肼

D. 诺氟沙星

E. 庆大霉素

87. 易透过血脑屏障的药是

88. 对结核杆菌有高度选择性的药是

（89～90 题共用备选答案）

A. 隔离患者

B. 隔离密切接触者

C. 开窗通风

D. 搞好"三管一灭"

E. 注射疫苗

89. 流行性感冒的最佳预防措施是

90. 细菌性痢疾的最佳预防措施是

（91～92 题共用备选答案）

A. 病人

B. 带菌者

C. 鼠

D. 猪

E. 犬

91. 关于流行性脑脊髓膜炎的传染源主要是

92. 关于甲型肝炎的传染源主要是

（93～94 题共用备选答案）

A. gp120

B. p24

C. p17

D. gp41

E. p6

93. 属 HIV 外膜蛋白的是

94. 属 HIV 透膜蛋白的是

（95～96 题共用备选答案）

A. 害怕特定的事物，例如小白鼠、广场、社交活动

B. 无法抑制地想一个问题或重复一个动作

C. 没有原因地担心未来

D. 不遵守社会秩序

E. 情绪低落、自我评价低，主动意识下降

95. 恐惧症的主要特征是

96. 焦虑的主要特征是

（97～98 题共用备选答案）

A. 同情感

B. 责任感

C. 事业感

D. 理智感

E. 道德感

97. 医务人员积极探索疾病、勇于追求真理的情感是

98. 建立在为患者解除病痛神圣职责基础上，对医务人员的行为起主导作用的情感是

（99～100 题共用备选答案）

A. 甲类

B. 乙类

C. 丙类

D. 丁类

E. 戊类

99.《传染病防治法》中,流行性腮腺炎属于

100.《传染病防治法》中,流行性脑脊髓膜炎属于

一、A2 型题

答题说明

以下每一道考题下面有 A、B、C、D、E 五个备选答案。请从中选择一个最佳答案。

1. 患者，男，60 岁。既往慢性肺心病病史 5 年，受凉后出现咳、痰量较多，伴气喘加重、下肢浮肿。其关键性的治疗措施是
   A. 控制肺部感染
   B. 解痉平喘
   C. 吸氧
   D. 应用利尿剂
   E. 使用洋地黄

2. 患者，男，24 岁。平素健康，酗酒后淋雨，数小时后出现寒战、高热，伴咳嗽、咳痰、胸痛。听诊右肺下部呼吸音减低，出现支气管呼吸音。应考虑的诊断是
   A. 肺炎链球菌肺炎
   B. 肺炎支原体肺炎
   C. 浸润性肺结核
   D. 支气管扩张症
   E. 急性肺脓肿

3. 患者，男，50 岁。急性胰腺炎胆囊造瘘，胰腺引流术后，禁食，胃肠减压，输液及积极抗感染治疗，吸入高浓度纯氧，动脉血气分析：pH 7.48，PaO_2 53mmHg，$PaCO_2$ 34mmHg。胸片示双肺广泛大片状阴影，心电图示窦性心动过速。最有可能的诊断是
   A. 肺梗死
   B. 急性心力衰竭
   C. 急性呼吸窘迫综合征
   D. 术后肺不张
   E. 败血症

4. 患者，男，45 岁。阵发性呼气性呼吸困难，烦躁不安，持续 6 小时，氨茶碱无效，痰黏，过去有哮喘病史。查体：满肺哮鸣音，可见肺气肿征。治疗宜选

   A. 大剂量青霉素静点
   B. 毛花苷 C 静脉推注
   C. 吗啡皮下注射
   D. 地塞米松静点
   E. 沙丁胺醇雾化吸入

5. 患者，女，63 岁。慢性咳喘病史 30 余年，1 年来出现双下肢浮肿，1 周来咳喘加重。查体：发绀明显，桶状胸，剑突下可见心尖搏动，心率 119 次/分，律齐，双肺可闻及干湿性啰音，肝肋下 1cm，双下肢浮肿（＋），血象：白细胞 12×10^9/L，胸大片显示肺气肿征，右心室增大，肺纹理增粗。应诊断为
   A. 慢性支气管炎
   B. 慢性支气管炎合并肺气肿
   C. 慢性肺源性心脏病代偿期
   D. 慢性肺源性心脏病失代偿期
   E. 支气管哮喘

6. 患者，男，22 岁。诊断为肺结核，症见咳呛气急，痰少黏稠，时时咳血，血色鲜红，午后潮热，五心烦热，骨蒸颧红，盗汗量多，心烦失眠，性急善怒，胁肋掣痛，形体日渐消瘦，舌红绛而干，苔黄，脉细数。治法为
   A. 滋阴降火
   B. 益气养阴
   C. 滋阴补阳
   D. 滋阴润肺
   E. 化痰止咳

7. 患者，女，74 岁。确诊支气管肺癌 1 个月，拒绝西医治疗，请中医诊治。症见刺激性咳嗽，偶痰中带血，心烦，少寐，手足心热，盗汗，口渴，大便秘结，舌质红，苔薄黄，脉细数。治疗宜首选

A. 生脉饮

B. 血府逐瘀汤

C. 导痰汤

D. 沙参麦冬汤合五味消毒饮

E. 沙参麦冬汤

8. 患者,男,63 岁。患慢性支气管炎 30 余年,近日来病情加重。症见咳嗽痰多,色白呈泡沫样,短气喘息,稍劳即著,脘痞纳少,倦怠乏力,舌质偏淡,苔薄腻,脉滑。治法为

A. 健脾益肺,化痰降气

B. 清肺化痰,降逆平喘

C. 补肺纳肾,降气平喘

D. 益气活血,止咳化痰

E. 宣肺化痰,降逆止咳

9. 患者,男,65 岁。患呼吸衰竭,经治疗后好转。2 小时前出现兴奋躁动,血气分析示 PaO_2 52mmHg,$PaCO_2$ 60mmHg,pH 7.49,BE^+ 19mmol/L,K^+ 2.4mmoL/L,Cl^- 76mmol/L。治疗应选

A. 吸氧

B. 补碱性约物

C. 给予镇静剂

D. 补氯化钾

E. 加大利尿剂

10. 患者,男,73 岁。既往有慢性肺心病病史 22 年,近日受凉后出现端坐呼吸、胸闷、气促伴咳嗽、咳痰。有助于右心衰竭诊断的是

A. 心率 121 次/分

B. 交替脉

C. 颈静脉怒张

D. 双肺底小水泡音

E. 心尖区舒张期奔马律

11. 患者,女,46 岁。今晨咯血 100mL,无发热。幼时起反复咳嗽、咳痰。查体:T 36.8℃,

BP 120/70mmHg,左肺可闻及湿啰音。该患者可能的诊断是

A. 肺结核

B. 支气管扩张症

C. 支气管肺癌

D. 慢性支气管炎

E. 肺炎链球菌肺炎

12. 患者,男,20 岁。既往无心脏病史,踢足球时突然心脏骤停,颈动脉搏动消失。首先进行的抢救是

A. 气管插管

B. 人工呼吸

C. 胸外按压

D. 建立静脉通道

E. 心脏起搏

13. 患者,女,20 岁。感冒后出现心悸、气短。查体:第一心音减弱。心电图显示 PR 间期 0.24 秒,每个 P 波后均有 QRS 波。其诊断是

A. 窦房阻滞

B. 一度房室传导阻滞

C. 二度 I 型房室传导阻滞

D. 二度 II 型房室传导阻滞

E. 束支阻滞

14. 患者,男,40 岁。患风湿性心脏瓣膜病多年。症见心悸气短,神疲乏力,头晕目眩,自汗口干,舌质淡红,苔薄白,脉细数无力。治疗应首选

A. 丹参饮

B. 独参汤

C. 参附汤

D. 真武汤

E. 炙甘草汤

15. 患者有病毒性心肌炎病史,现心悸怔忡,胸闷痛,气短乏力,失眠多梦,自汗盗汗,舌质

红,苔薄,脉细数无力。其中医治法是

A. 益气养阴,宁心安神

B. 益气温阳,滋阴通脉

C. 清热解毒,宁心安神

D. 解毒化湿,宁心安神

E. 清热解表,养血宁心

16. 患者,男,60 岁。患高血压病 10 年,1 小时前胸骨后持续压榨性疼痛。心电图未见异常 Q 波及 ST 段偏移,$V_1 \sim V_6$ 可见高耸 T 波。最可能的诊断是

A. 中间综合征

B. 急性心肌梗死超急性期

C. 变异性心绞痛

D. 急性心包炎

E. 气胸

17. 患者,男,40 岁。急性心肌梗死发病后 10 天时,对诊断有帮助的血清酶检查是

A. GOT

B. CK – MB 同工酶

C. AST

D. GPT

E. LDH 同工酶

18. 患者头晕耳鸣,目涩,咽干,无心烦热,盗汗,不寐多梦,腰膝酸软,大便干涩,小便热赤,舌质红少苔,脉细数。治疗应首选

A. 杞菊地黄丸

B. 半夏白术天麻汤

C. 天麻钩藤饮

D. 济生肾气丸

E. 左归丸

19. 患者,女,34 岁。二尖瓣狭窄,呼吸困难,伴咯血 3 天,双肺底少许水泡音,心脏正侧位片可见淤血。下列各项中最合适的处理是

A. 可待因

B. 毛花苷 C

C. 硝酸甘油或硝酸异山梨醇

D. 氨苯蝶啶

E. 吸氧

20. 患者,男,70 岁。患冠心病多年,胸痛绵绵,心悸少寐,气短乏力,五心烦热,汗多口干,眩晕耳鸣,两颧微红,舌红少苔,脉细数无力。治疗应首选

A. 生脉散

B. 血府逐瘀汤

C. 保元汤

D. 知柏地黄丸

E. 瓜蒌薤白半夏汤

21. 患者,女,65 岁。突感胸骨后疼痛伴胸闷、憋气,心电图见 S – T 段各导联均呈水平型下移达 0.08mV,伴有 T 波倒置,以往心电图正常。最可能的诊断是

A. 变异型心绞痛

B. 急性心肌梗死

C. 典型心绞痛发作

D. 陈旧性心肌梗死

E. 左心室劳损

22. 患者,男,45 岁。上腹隐痛,便潜血阳性,钡餐见胃窦小弯侧黏膜纹理紊乱,胃壁僵硬。首先考虑的是

A. 慢性胃炎

B. 胃溃疡

C. 胃癌

D. 胃淋巴肉瘤

E. 萎缩性胃炎

23. 患者,男,40 岁。反复上腹部节律性疼痛 4 年,加重半月。现症见上腹隐隐作痛,常感寒而发,喜温喜按,空腹疼痛加重,得食可缓,泛吐清水,神疲乏力,大便溏薄,舌淡,苔白,脉细弱。查体:上腹部压痛,无反跳

痛及肌紧张。胃镜示十二指肠溃疡,胃液分析示胃酸分泌增高。治疗应首选

A. 失笑散合丹参饮

B. 化肝煎合左金丸

C. 柴胡疏肝散合金铃子散

D. 八珍汤合左归饮

E. 理中汤合黄芪建中汤

24. 患者,女,48 岁。进行性厌食和上腹部胀痛,进食发噎 1 年。面色苍白,舌质红,苔白,脉弦。肝功能正常,大便隐血试验持续阳性。其中医证型是

A. 肝胃不和证

B. 脾胃虚寒证

C. 胃热伤阴证

D. 气血两虚证

E. 痰湿阻胃证

25. 患者,女,45 岁。近日自觉嘈杂泛酸,胃脘灼痛,恶心呕吐,口臭口渴,口苦心烦。舌质红,苔黄腻,脉弦滑数。治疗首选

A. 柴胡疏肝散

B. 香砂六君子汤

C. 养胃汤

D. 失笑散合丹参饮

E. 温胆汤合左金丸

26. 患者,男,48 岁。肝硬化 5 年,腹胀,按之软而不坚,胁下胀痛,纳少,食后胀甚,得嗳气稍减,小便短少,舌苔薄白腻,脉弦。其中医治法是

A. 疏肝理气,健脾利湿

B. 温中散寒,行气利水

C. 活血化瘀,化气行水

D. 清热利湿,攻下逐水

E. 滋养肝肾,化气利水

27. 患者,男,32 岁。昏迷,轻度黄疸,口中腥臭味,双侧肢体肌张力对称性增高,瞳孔等

大。尿蛋白和尿糖均阴性。A、G 分别为 20、35g/L。应诊断为

A. 脑血管意外

B. 肝性脑病

C. 糖尿病酮症

D. 尿毒症

E. 有机磷杀虫药中毒

28. 患者,男,56 岁。大量上消化道出血,血压降至 10/5kPa,经输血补液血压升至正常,出血停止,但出现少尿,24 小时尿量 200mL,拟诊急性肾功能衰竭。对确诊最有意义的检查是

A. 血常规

B. 尿常规 + 密度

C. 血肌酐

D. 血气分析

E. 血电解质测定

29. 患者,女,26 岁。突发尿痛、尿频、尿急,腹痛半天。查体:肾区无叩痛,尿中白细胞(++),菌培养为大肠杆菌。其诊断是

A. 急性肾盂肾炎

B. 肾结核

C. 急性膀胱炎

D. 肾结石

E. 慢性肾炎

30. 患者腹大胀满,按之如囊裹水,下肢浮肿,怯寒懒动,精神困倦,脘腹痞胀,得热则舒,食少便溏,小便短少,舌苔白滑,脉沉迟。治疗应首选

A. 实脾饮

B. 柴胡疏肝散合胃苓汤

C. 中满分消丸合茵陈蒿汤

D. 调营饮

E. 附子理中汤合五苓散

31. 患者,男,28 岁。体检发现蛋白尿,但未进

行治疗,1 年后出现浮肿。就诊时 24 小时尿蛋白定量为 5.6g,面浮身肿,按之凹陷不起,心悸,气促,腰部冷痛酸重,小便量少,形寒神疲,面色灰滞,舌质淡胖,苔白,脉沉细无力。治疗应选用

A. 实脾饮加减

B. 济生肾气丸合真武汤

C. 左归丸加泽泻、茯苓、冬葵子

D. 麻黄连翘赤小豆汤合五味消毒饮

E. 越婢加术汤加减

32. 患者,男,39 岁。患粒细胞缺乏症,1 周前外感后发热,服用退烧药无明显好转。现发热不退,口渴欲饮,面赤咽痛,头晕乏力,舌质红绛,苔黄,脉滑数。治疗应首选

A. 黄芪建中汤

B. 麻黄汤

C. 银翘散

D. 生脉散

E. 犀角地黄汤

33. 患者因发热、淋巴结肿大就诊,骨穿诊断为急性白血病,给予化疗药物治疗。现低热,自汗,盗汗,气短,乏力,面色不华,头晕,腰膝酸软,手足心热,皮肤瘀点、瘀斑、鼻衄、齿衄,舌淡有齿痕,脉沉细。其中医治法是

A. 益气养阴,清热解毒

B. 清热化痰,活血散结

C. 清热解毒,利湿化浊

D. 清热解毒,凉血止血

E. 益气养阴,利湿化浊

34. 患者,女,30 岁。贫血原因不明。试服铁剂治疗第 6 天复查血象,网织红细胞上升达 5%,但未见血红蛋白增加,镜检见红细胞大小不等且中心淡染区扩大。最可能的诊断是

A. 缺铁性贫血

B. 急性白血病

C. 巨幼细胞性贫血

D. 阵发性睡眠性血红蛋白尿

E. 再生障碍性贫血

35. 患儿,女,7 岁。面色无华,腹胀,善食易饥,恶心呕吐,嗜食生米,神疲肢软,气短头晕,舌质淡,苔白,脉虚弱。血常规示血红蛋白 87g/L。其中医治法是

A. 杀虫消积,养心安神

B. 益气补血,养心安神

C. 健脾和胃,益气养血

D. 活血化瘀,益气养阴

E. 杀虫消积,补益气血

36. 患者,女,25 岁。间断牙龈出血、皮肤瘀斑 2 个月,反复发生口腔溃疡。查体:双下肢和腹部散在瘀斑,浅表淋巴结无肿大,巩膜无黄染,腹软,肝肋下胃触及,脾肋下刚可触及。实验室检查:HB 121g/L,WBC 4.5×10⁹/L,Plt 25×10⁹/L。为除外继发免疫性血小板减少性紫癜,最重要的检查是

A. 血小板功能

B. 血小板抗体

C. 抗核抗体谱

D. 腹部 B 超

E. 胸部 X 线片

37. 患者,男,21 岁。发热、反复感染、周身乏力 2 个月,拟诊为急性白血病,行骨髓检查有核细胞显著增生。有助于确诊的结果是

A. 原始细胞≥5%

B. 原始细胞≥10%

C. 原始细胞≥15%

D. 原始细胞≥20%

E. 原始细胞≥30%

38. 患者,女,19 岁。月经增多 10 多天。查体:贫血貌,皮肤散在出血点,肝脾未扪及。实验室检查:Hb 100g/L,WBC 10×10⁹/L,血

小板 $25 \times 10^9/L$。骨髓增生活跃，全片可见巨核细胞 50 个。最可能的疾病是
A. 再生障碍性贫血
B. 急性白血病
C. 系统性红斑狼疮
D. 脾功能亢进
E. 原发免疫性血小板减少症

39. 患者皮肤紫斑，色泽新鲜，下肢多见，形状不一，大小不等，发热，口渴，便秘，尿黄，伴鼻衄、齿衄，舌质红，苔薄黄，脉弦数。治宜
A. 清热凉血
B. 滋阴降火，清热止血
C. 益气摄血，健脾养血
D. 活血化瘀止血
E. 温补脾肾

40. 患者，男，50 岁。因胃癌伴重度贫血入院，既往体健，无输血史。术前化验示 Hb 56g/L。为纠正贫血，下列最合适的输血治疗是
A. 输全血
B. 输浓缩红细胞
C. 输洗涤红细胞
D. 输去白细胞的红细胞
E. 输冷冻红细胞

41. 患者，女，38 岁。颈前肿大，按之震颤，急躁易怒，烦热多汗，多言手颤，消谷善饥，身体消瘦，口干口苦，舌红苔黄，脉弦数。治疗宜选
A. 一贯煎
B. 知柏地黄丸
C. 龙胆泻肝汤
D. 三甲复脉汤
E. 逍遥丸

42. 患者，男，45 岁。肥胖体形，无症状，健康查体时发现尿糖阳性。空腹血糖稍高，葡萄糖耐量减低。其诊断是

A. 2 型糖尿病
B. 1 型糖尿病
C. 糖尿病酮症酸中毒
D. 肾炎
E. 肾病

43. 患者，男，60 岁。口渴欲饮 6 年，近半年小便频数，混浊如膏，甚则饮一溲一，面色黧黑，耳轮焦干，腰膝酸软，形寒畏冷，阳痿，舌淡苔白，脉沉细无力。治疗宜选
A. 七味白术散加减
B. 肾气丸加减
C. 六味地黄丸加减
D. 玉女煎加减
E. 消渴方加减

44. 患者，女，28 岁。两手指关节肿胀变形 3 年，伴疼痛，屈伸受限，痛处不移，皮肤失去弹性，按之稍硬，面色黧黑，手臂麻木，舌质暗红，有瘀点，苔薄白，脉弦涩。查体：类风湿因子（＋）。X 线片示关节间隙变窄。其辨证是
A. 湿热痹阻证
B. 阴虚内热证
C. 寒热错杂证
D. 痰瘀互结，经脉痹阻证
E. 肝肾亏损，邪热痹骨证

45. 患者，女，35 岁。两手指间和掌指关节强直不舒 2 年。近 2 周病情加重，关节疼痛，肿大变形，伴活动受限。查体：血沉 45mm/h，类风湿因子（＋＋）。其诊断为
A. 痛风
B. 风湿性关节炎
C. 类风湿关节炎
D. 系统性红斑狼疮
E. 骨性关节炎

46. 患者痫病频发，神志恍惚，心悸，健忘失眠，

头晕目眩,两目干涩,耳轮焦枯不泽,腰膝酸软,大便干燥,舌质淡红,少苔,脉沉细而数。治宜选用

A. 醒脾汤

B. 黄连温胆汤

C. 龙胆泻肝汤合涤痰汤

D. 左归丸合天王补心丹

E. 定痫丸

47.患者突然发生神昏,半身不遂,肢体松懈瘫软,四肢不温,痰涎壅盛,舌质暗淡,苔白腻,脉沉滑。西医诊断为脑出血。治疗应首选

A. 天麻钩藤饮

B. 安宫牛黄丸合羚羊角汤

C. 涤痰汤送服苏合香丸

D. 镇肝息风汤

E. 真方白丸子

48.患者,女,28岁。跳舞时突感剧烈头痛,呕吐。查体:脑膜刺激征(+),无肢瘫。临床诊断蛛网膜下腔出血。为确诊,应首选的辅助检查是

A. 脑电图

B. 脑超声血流

C. 脑动脉造影

D. 头颅 CT

E. 腰穿

49.患者,男,28岁。癫痫大发作。眩晕,两目干涩,心烦失眠,腰膝酸软,舌红少苔,脉细数。治疗应首选

A. 定痫丸

B. 龙胆泻肝汤合涤痰汤

C. 六君子汤合归脾汤

D. 右归丸合天王补心丹

E. 通窍活血汤

50.患者,男,30岁。服毒自杀,被发现后急送医院。查体:昏迷状态,呼吸急促,皮肤湿冷,双侧瞳孔如针尖大小。使用阿托品治疗后,提示治疗效果不满意的指标是

A. 颜面潮红

B. 口干、皮肤干燥

C. 心率加快

D. 瞳孔大小无变化

E. 肺部啰音减少

二、A3/A4 型题

答题说明

以下提供若干个案例,每个案例下设若干考题。请根据各考题题干所提供的信息,在每题下面的 A、B、C、D、E 五个备选答案中选择一个最佳答案。

(51~53 题共用题干)

患者,男,62岁。吸烟史30余年,近10年晨间咳嗽明显,伴有白色浆液性泡沫样痰,夜间有阵咳,常感到气短、喘息、胸闷等,食欲减退。

51.初步考虑的诊断为

A. 肺炎

B. 慢性支气管炎

C. 支气管哮喘

D. 慢性阻塞性肺疾病

E. 原发性支气管肺癌

52.导致组织结构破坏产生肺气肿的病因是

A. 吸烟

B. 空气污染

C. 感染因素

D. 职业粉尘和化学物质

E. 蛋白酶-抗蛋白酶失衡

53.FEV1/FVC 在什么范围,即可确诊

A. >30%

B. <50%

C. <60%

D. <70%

E. >70%

(54~56题共用题干)

患者,女,42 岁。3 天前突发寒战高热,咳嗽咯痰,伴右侧胸痛。现症见咳嗽,咯痰黄稠,呼吸气促,高热不退,胸膈痞满,按之疼痛,口渴烦躁,小便黄赤,大便干燥,舌红苔黄,脉滑数。查体:口唇发绀,呼吸急促,双肺呼吸音粗,右下肺叩诊呈浊音,可闻及管状呼吸音。实验室检查:血常规示白细胞总数 15.6×10^9/ L,中性粒细胞 0.86。X 线示右下肺大片炎症浸润阴影。

54. 其病证结合诊断是

A. 肺炎,痰热壅肺证

B. 肺结核,痰热壅肺证

C. 急性呼吸窘迫综合征,痰湿阻滞证

D. 支气管扩张,热闭心神证

E. 慢性支气管炎急性发作,痰热阻肺证

55. 其中医治法是

A. 祛湿化痰,清热解毒

B. 活血散瘀,行气化滞

C. 清热化痰,宽胸止咳

D. 清热解毒,活血化痰

E. 养阴清热,解毒散结

56. 治疗应首选

A. 清气化痰汤合千金苇茎汤

B. 清热化痰汤合泻白散

C. 麻杏石甘汤合泻白散

D. 麻杏石甘汤合千金苇茎汤

E. 麻杏石甘汤合桑菊饮

(57~59题共用题干)

患者,男,50 岁。咳嗽、咳白色泡沫痰 5 个月,胸痛半月。胸片示右肺下叶内带近肺门处直径 3cm 分叶状阴影,密度不均匀,周围呈片状阴影。

57. 应首选的检查方法是

A. 胸部 CT

B. 胸部 MRI

C. 纤维支气管镜检查

D. 经胸壁肺穿刺活检

E. 反复痰液细胞学检查

58. 最可能的诊断是

A. 肺癌

B. 肺转移瘤

C. 肺脓肿

D. 肺结核球

E. 肺良性肿瘤

59. 最佳的治疗方法是

A. 放疗

B. 化疗

C. 放疗加化疗

D. 免疫治疗

E. 右肺下叶切除术

(60~62题共用题干)

患者,男,52 岁。突然心悸、气短、眩晕。心电图示 P 波规律出现,P 波与 QRS 波数目之比为 2:1,下传的 PR 间期为 0.14 秒。

60. 最可能的诊断是

A. 一度房室传导阻滞

B. 二度 I 型房室传导阻滞

C. 三度房室传导阻滞

D. 二度 II 型房室传导阻滞

E. 室内传导阻滞

61. 下列有关对该患者采取的治疗中,不正确的是

A. 如用药效果不佳可安装起搏器

B. 阿托品

C. 应用 β 受体阻滞剂

D. 观察心电图变化

E. 异丙肾上腺素

62. 该病的中医诊断为

A. 胸痹

B.心悸

C.短气

D.眩晕

E.真心痛

(63 ~ 66 题共用题干)

患者,女,23 岁。劳累后出现尿频、尿急、尿痛,现发热寒战,全身疼痛,时有恶心呕吐。查体:体温 39.4℃,心率 116 次/分,肋腰点有压痛,肾区叩击痛。症见小便频数,灼热刺痛,色黄赤,小腹拘急胀痛,腰痛拒按,恶寒发热,大便秘结,舌质红,苔薄黄腻,脉滑数。

63.其最可能的诊断是

A.膀胱炎

B.急性肾盂肾炎

C.尿道炎

D.慢性肾盂肾炎

E.尿道综合征

64.其中医证型是

A.肝胆郁热证

B.肾阴亏虚证

C.湿热中阻证

D.脾气虚弱证

E.膀胱湿热证

65.治疗应首选

A.参芪地黄汤

B.八正散

C.小蓟饮子

D.黄连解毒汤

E.导赤散

66.若本病迁延不愈,症见小便频数,滞涩疼痛,尿黄赤混浊,腰膝酸软,手足心热,头晕耳鸣,四肢乏力,口干口渴,舌质红少苔,脉细数。治疗应选用

A.知柏地黄丸

B.无比山药丸

C.左归丸

D.右归丸

E.大补阴丸

(67 ~ 69 题共用题干)

患者,男,26 岁。化学系学生,面色苍白,乏力 3 个月,皮肤出血点 1 周。检查见全血细胞减少,骨髓增生程度不一,呈灶性造血,增生灶内主要为晚幼红细胞,酸化血清实验阴性,尿胆红素阴性。

67.最可能的诊断是

A.再生障碍性贫血

B.骨髓增生异常综合征

C.阵发性睡眠性血红蛋白尿

D.低增生性白血病

E.缺铁性贫血

68.可能的病因是

A.苯

B.乙醇

C.乙醚

D.甲醛

E.SO_2

69.治疗应首选的药物是

A.雄激素

B.马利兰

C.羟基脲

D.秋水仙碱

E.糖皮质激素

(70 ~ 72 题共用题干)

患者,男,36 岁。5 天前发热、咽疼,应用抗生素治疗无效,颈部浅表淋巴结肿大,咽部充血。扁桃体Ⅱ度肿大,下肢少许瘀斑。白细胞 16.6 × 10^9/L,原始细胞 0.60,血红蛋白 80g/L,血小板 34 × 10^9/L。

70.为明确诊断应做的检查是

A.血小板抗体

B.血清铁蛋白

C.骨髓扫描

D.淋巴结活检

E.骨髓涂片细胞学检查

71.体检中应特别注意的体征是

A.睑结膜苍白

B.胸骨压痛

C.浅表淋巴结肿大

D.皮肤出血点

E.心脏杂音

72.最可能的诊断是

A.原发免疫性血小板减少症

B.缺铁性贫血

C.再生障碍性贫血

D.溶血性贫血

E.急性白血病

(73~75 题共用题干)

患者,女,55 岁。肝炎病史 8 余年,近 3 个月来出现右侧季肋部持续胀痛,伴食欲减退、乏力、腹胀。查体:右侧肋缘下可触及肿大的肝脏,质地坚硬,边缘不规则。AFP > 1000 μg/L。

73.首先考虑的疾病是

A.肝硬化

B.慢性肝炎活动期

C.原发性肝癌

D.细菌性肝脓肿

E.肝脏阿米巴

74.有确诊意义的检查是

A.肝功能检查

B.CT

C.MRI

D.肝穿刺活检

E.触诊

75.治疗应首选

A.肝切除术

B.放射治疗

C.介入性治疗

D.生物治疗

E.抗病毒治疗

(76~78 题共用题干)

患者,男,28 岁。突然发作上腹部剧痛,腹痛持续,但无放射痛,伴有恶心、呕吐。查

体:全腹压痛,反跳痛,以上腹部及右上腹为著,叩诊肝浊音界不清,肠鸣音减弱。

76.为明确诊断,应先进行的检查是

A.白细胞计数和分类

B.血清淀粉酶或尿淀粉酶测定

C.腹部 X 线检查

D.诊断性腹腔穿刺

E.腹部 B 型超声波检查

77.已证实膈下游离气体存在,其最可能的原因是

A.胆囊穿孔

B.胃、十二指肠穿孔

C.肝破裂

D.膀胱破裂

E.乙状结肠穿孔

78.若疼痛进一步加重,肠鸣音消失,腹部移动性浊音阳性,血白细胞数 21×10^9/L,此时应采取的措施是

A.镇静镇痛

B.胃肠减压,应用抗生素

C.补充水、电解质和营养

D.穿刺引流

E.急诊手术

(79~81 题共用题干)

患者,女,45 岁。患糖尿病 5 年。3 年前间歇出现头痛,测血压增高,最高达 160/96mmHg。现症:头痛,痛有定处,固定不移。头晕阵作,心前区痛,偏身麻木。查体:BP 165/95mmHg。口唇发绀,心率 75 次/分,律齐,各瓣膜区未闻及杂音,两肺呼吸音清,腹软。舌紫,脉弦细涩。心电图示窦性心律,左室高电压。尿常规未见异常。

79.该患者的血压应降至

A.130/80mmHg 以下

B.140/90mmHg 以下

C.150/80mmHg 以下

D.150/90mmHg 以下

E.160/90mmHg 以下

80. 其中医辨证是
    A. 瘀血内停证
    B. 肝阳上亢证
    C. 肝肾阴虚证
    D. 痰湿内盛证
    E. 肾阳虚衰证

81. 治疗应首选
    A. 半夏白术天麻汤
    B. 天麻钩藤饮
    C. 血府逐瘀汤
    D. 杞菊地黄丸
    E. 济生肾气丸

(82~84题共用题干)

患者,女,30岁。出现心悸、气短、心前区不适。心率增快,休息及睡眠时亦快,1周前有呼吸道感染史,表现为发热、咽痛、咳嗽、全身不适、乏力等。现症见发热,微恶寒,头身疼痛,鼻塞流涕,咽痛口渴,口干,口苦,小便黄赤,心悸气短,胸闷,舌质红,苔薄黄,脉浮数。

82. 主要病位在心,与其关系密切的脏腑是
    A. 肝肾
    B. 肺脾
    C. 脾肾
    D. 肝脾
    E. 脾胃

83. 其治法为
    A. 清热解毒,宁心安神
    B. 解毒化湿,宁心安神
    C. 滋阴清热,养心安神
    D. 益气养阴,宁心安神
    E. 益气温阳,滋阴通脉

84. 治疗应首选
    A. 银翘散
    B. 葛根芩连汤
    C. 天王补心丹
    D. 炙甘草汤
    E. 参附养荣汤

(85~87题共用题干)

患者,男,58岁。有高血压病病史10年,今日用力排便时,突然出现剧烈头痛、呕吐,右侧肢体活动不利、失语,随即出现意识模糊,测血压210/120mmHg,右侧瘫痪。

85. 最可能的诊断是
    A. 蛛网膜下腔出血
    B. 脑出血
    C. 脑栓塞
    D. 脑血栓形成
    E. 短暂脑缺血发作

86. 为明确诊断,应首选下列哪项检查
    A. 脑脊液检查
    B. CT
    C. MBI
    D. 头颅X线平片
    E. 脑电图

87. 对该患者的治疗,下列哪项不对
    A. 20%甘露醇快速静点
    B. 控制血压在140/90mmHg左右
    C. 保持呼吸道通畅
    D. 保持安静
    E. 防治感染

(88~91题共用题干)

患者,男,58岁。发现高血压病10余年,胸闷、胸痛间歇发作2年。经诊断为高血压病、冠状动脉粥样硬化性心脏病,给予美托洛尔12.5mg,3次/天。突然出现胸闷、气急,咳泡沫痰。查体:端坐体位,心率110次/分,双肺底部闻及湿性啰音,双下肢无水肿。

88. 该患者目前的诊断为
    A. 急性支气管肺炎
    B. 急性左心衰竭
    C. 全心衰竭
    D. 急性心肌梗死
    E. 变异型心绞痛

89. 目前疾患的诱发因素最可能为
    A. 应用抑制心肌收缩力的药物

B.心动过缓

C.过劳

D.电解质失衡

E.急性呼吸道感染

90.下列处理哪项最佳

A.呋塞米、毛花苷 C、硝酸甘油

B.吸氧、氨茶碱、地高辛

C.吗啡、地塞米松、氢氯噻嗪

D.坐位、多巴酚丁胺、普萘洛尔(心得安)

E.哌替啶、呋塞米、阿替洛尔

91.若患者症见喘促气急,痰涎上涌,口唇青紫,汗出肢冷,烦躁不安,舌质暗红,苔白腻,脉细促。治疗应选

A.参附龙牡汤

B.三子养亲汤合真武汤

C.真武汤合葶苈大枣泻肺汤

D.养心汤合补肺汤

E.桂枝甘草龙骨牡蛎汤合金匮肾气丸

(92～96 题共用题干)

患者,男,54 岁。既往有慢性肝炎病史 20 余年,近 1 个月来出现腹部胀大,按之不坚,自觉胁下胀满,纳呆食少,食后作胀,嗳气稍舒,小便短少,舌苔薄白腻,脉弦。

92.根据以上提供的资料,此病例宜辨为

A.痞满

B.积聚

C.胁痛

D.肝癌

E.鼓胀

93.治法为

A.活血化瘀,化气利水

B.疏肝理气,健脾利湿

C.温中散寒,行气利水

D.温补脾肾,化气利水

E.疏肝理气,活血化瘀

94.治疗应首选

A.柴胡疏肝散合胃苓汤

B.中满分消丸合茵陈蒿汤

C.越鞠丸

D.济生肾气丸

E.五苓散

95.若患者腹中有冷气,食少便溏,应加

A.附子、大枣

B.肉桂、吴茱萸

C.干姜、附子

D.木香、沉香

E.丁香、高良姜

96.若本病失治误治,出现腹大胀满,按之如囊裹水,胸腹胀满,得热稍舒,怯寒肢肿,小便短少,大便溏薄,舌苔白腻水滑,脉弦迟,则应选用的方剂为

A.五苓散加减

B.附子理中汤加减

C.实脾饮加减

D.胃苓汤加减

E.平胃散加减

(97～100 题共用题干)

患者,男,55 岁。胸痛反复发作 3 年,现心悸而痛,胸闷气短,畏寒,肢冷,下肢浮肿,腰酸无力,面色苍白,唇甲青紫,舌质紫暗,脉沉细。心电图示 ST 段水平下降≥0.05mV,T 波低平。

97.最可能的诊断是

A.肺癌

B.支气管扩张

C.心肌梗死

D.心绞痛

E.肺结核

98.中医治法是

A.通阳泄浊,豁痰开痹

B.温补阳气,振奋心阳

C.益气活血,通脉止痛

D.滋阴益肾,养心安神

E.益气壮阳,活血止痛

99.治疗应首选

A.补阳还五汤

B. 真武汤

C. 参附汤合左归丸

D. 参附汤合右归丸

E. 血府逐瘀汤

100. 若患者出现舌苔白腻，应加用

A. 涤痰汤

B. 瓜蒌薤白半夏汤

C. 当归四逆汤

D. 半夏白术天麻汤

E. 枳实薤白桂枝汤

一、A2 型题

答题说明

以下每一道考题下面有 A、B、C、D、E 五个备选答案。请从中选择一个最佳答案。

1. 患者,女,67 岁。慢性支气管炎合并肺气肿病史 25 年,1 周来病情加重,咳嗽,心悸,气喘,夜间不能平卧。血气分析:PaO_2 50mmHg,$PaCO_2$ 60mmHg,pH 7.30。改善缺氧,应首选的治疗措施是
   A. 持续高浓度给氧
   B. 持续低浓度给氧
   C. 不需给氧
   D. 机械通气
   E. 给予呼吸兴奋剂

2. 患者,女,28 岁。乏力、低热 1 月,5 天来高热。查体:体温 39.5℃,伴右侧胸痛、咳嗽,咳少量白痰,X 线胸片示右上肺大片密度增高影,密度不均,外周血 WBC 8.9×10^9/L,ESR 56mm/h,痰找结核菌阳性。药物治疗主要是给予
   A. 亚胺培南 + 万古霉素 + 阿米卡星
   B. 利福平 + 异烟肼 + 乙胺丁醇
   C. 头孢唑啉 + 对症治疗 + 体位引流
   D. 红霉素 + 强的松 + 环丙沙星
   E. 糖皮质激素 + 青霉素 + 甲硝唑

3. 患者,男,50 岁。胸痛剧烈,痛无休止,伴身寒肢冷,气短喘促,脉沉微。治疗应选用的方剂是
   A. 四逆加人参汤
   B. 乌头赤石脂丸
   C. 瓜蒌桂枝汤
   D. 参附汤
   E. 当归四逆汤

4. 患者,男,25 岁。心尖部可闻及舒张中晚期低调隆隆样杂音,呈递减型,伴第一心音增强、强弱不等,心律绝对不齐。提示该患者

的风湿性心脏瓣膜病是
   A. 二尖瓣狭窄
   B. 二尖瓣关闭不全并心房颤动
   C. 二尖瓣狭窄并心房颤动
   D. 二尖瓣狭窄并关闭不全
   E. 二尖瓣关闭不全

5. 患者,男,24 岁。因下肢浮肿给予呋塞米治疗后出现恶心、呕吐,肌肉挛痛,四肢麻木及直立性低血压。血浆钠为 116mmol/L。应考虑的诊断是
   A. 中暑
   B. 高渗性失水
   C. 等渗性失水
   D. 低渗性失水
   E. 食物中毒

6. 患者,30 岁。平时体健,突发心悸不适,行心电图检查提示 RR 间期绝对不等,心率 130 次/分。其首先考虑为
   A. 心房扑动
   B. 阵发性室上速
   C. 心房颤动
   D. 阵发性心动过速
   E. 室性心动过速

7. 患者,72 岁。心力衰竭,窦性心律,心率 98 次/分,应用洋地黄治疗时出现心动过缓,54 次/分,心律齐。首先应给予的处理是
   A. 停用洋地黄制剂,加钾盐
   B. 停用洋地黄制剂,加用苯妥英钠
   C. 停用洋地黄制剂,加用阿托品
   D. 继续应用洋地黄治疗
   E. 停用洋地黄制剂,观察

8. 患者,男性,70 岁。其素体肥胖,症见昏聩不语,气促,喉间痰鸣,口唇暗红,舌质暗苔厚腻。首选的方剂是
   A. 菖蒲郁金汤加减
   B. 独参汤加减
   C. 四味回阳饮加减
   D. 生脉散加减
   E. 炙甘草汤加减

9. 患者,男,64 岁。主因急性心梗住院治疗。入院后 3 天,患者心尖部出现 3/6 收缩期杂音,心力衰竭加重,使用纠正心衰的药物效果很差,最终死亡。最可能的诊断为心肌梗死并发
   A. 室间隔穿孔
   B. 急性肺心病
   C. 梗死后综合征
   D. 乳头肌或腱索断裂
   E. 心室游离壁破裂

10. 患者,男,30 岁。近 1 周其连续饮酒赴宴,今日晚餐后 2 小时突起持续性上腹痛,拒按,恶心,呕吐,口干苦。检查:体温 38℃,脉搏 105 次/分,血压 110/70mmHg,腹部出现压痛及反跳痛,舌淡红苔白,脉弦细。血淀粉酶 700U/L(苏氏法)。其病证结合诊断是
    A. 急性胰腺炎,肝胆湿热证
    B. 急性胰腺炎,肠胃热结证
    C. 急性胰腺炎,肝郁气滞证
    D. 急性胆囊炎,热毒炽盛证
    E. 急性胆囊炎,肝肾阴虚证

11. 患者,男性,28 岁。头晕乏力 1 年半,皮肤散在出血点。血红蛋白 65g/L,红细胞 2×10^{12}/L,白细胞 1.8×10^9/L,淋巴细胞 80%,中性粒细胞 20%;骨髓增生低下。其诊断是
    A. 骨髓纤维化

B. 慢性再生障碍性贫血
C. 急性再生障碍性贫血
D. 脾功能亢进
E. 白血病

12. 患者,女性,44 岁。近 3 月来,其觉头晕,心慌,气短,伴疲乏无力,逐日加重,无偏食。1 年前,其因溃疡病行胃次全切除术。今查血红蛋白 50g/L,红细胞 3.0×10^9/L,网织红细胞 0.005。诊断为缺铁性贫血。其最有可能的病因是
    A. 铁摄入不足
    B. 铁需要量增加
    C. 慢性失血
    D. 铁吸收不良
    E. 铁利用障碍

13. 患者,女性,55 岁。主因子宫癌入院,准备进行全子宫切除。患者曾有输血并出现过敏反应的病史。现查血常规:血红蛋白 100g/L,血小板 100×10^9/L。如准备术中用血,最宜选用
    A. 新鲜全血
    B. 浓缩红细胞
    C. 红细胞悬液
    D. 洗涤红细胞
    E. 红细胞悬液和血浆

14. 患者,男性,29 岁。低热,排酱油色尿 2 月。体检示巩膜黄染,贫血面容,肝脾不大。血红蛋白 73g/L,血小板 100×10^9/L,白细胞 4.4×10^9/L,网织红细胞计数 0.15,尿隐血阴性。最可能的诊断是
    A. 急性早幼粒细胞白血病伴 DIC
    B. 急性红白血病
    C. 阵发性睡眠性血红蛋白尿
    D. 缺铁性贫血
    E. 慢性感染性贫血

15. 患者,男性,70 岁。输血后 30 分钟突发呼吸急促,发绀,咳吐血性泡沫痰,颈静脉怒张,肺内可闻及大量湿啰音。心率 130 次/分。其诊断是
    A. 心功能衰竭
    B. 溶血反应
    C. 过敏反应
    D. 细菌污染反应
    E. 输血反应

16. 患者,女,40 岁。其反复皮肤瘀点、瘀斑 7 年,患系统性红斑狼疮 9 年。查血小板 40×10^9/L,凝血时间正常,血小板生存时间测定缩短;骨髓象示增生活跃。该患者不可能出现的检查结果是
    A. PAIg 阳性
    B. PAC 阳性
    C. 颗粒型巨核细胞增多
    D. 幼稚巨核细胞增多
    E. 骨髓巨核细胞数量减少

17. 患者,55 岁。其患溶血性贫血 3 年。近日身目俱黄,黄色晦暗如烟熏,畏寒肢冷,纳少脘闷,大便不实,口淡不渴,舌质淡边有齿痕,脉细弱。其中医治法是
    A. 清热利湿,佐以通便
    B. 利湿化浊,佐以清热
    C. 健脾和胃,温化寒湿
    D. 补益脾肾,祛湿退黄
    E. 清热利湿,补益气血

18. 患者,男,12 岁。高热 4 天,现症见口渴严重,声音嘶哑,咽下困难,心率增快,出汗减少,皮肤干燥、弹性下降,烦躁。实验室检查血钠 140mmol/L,血浆渗透压 340mOsm/(kg·H$_2$O)。应考虑的失水性质及程度是
    A. 高渗性轻度失水
    B. 高渗性中度失水
    C. 等渗性失水

    D. 低渗性轻度失水
    E. 低渗性中度失水

19. 患者,女性,68 岁。3 年前,其因急性下侧壁心肌梗死接受 PTCA 治疗。患者左心功能正常,无高血压及糖尿病史。其血液生化检查结果如下:TC 5.33mmol/L,TG 1.40mmol/L,LDL 3.12mmol/L,HDL 0.98mmol/L,空腹血糖 5.20mmol/L。以下处理方法不适用于该患者的是
    A. 辛伐他汀 10mg,睡前服
    B. 口服阿司匹林肠溶片每日 75mg
    C. 口服雌激素替代治疗
    D. 口服吉非贝齐,每次 0.3g,每日 3 次
    E. 口服烟酸类降脂药物,每次 1g,每日 2 次

20. 患者,女性,50 岁。身高 154cm,体重 62kg。主因外阴瘙痒就诊,查血糖 13mmol/L,尿糖(++),血象未见异常。该患者治疗宜
    A. 控制饮食
    B. 控制饮食,加服格列齐特
    C. 控制饮食,加服格列喹酮
    D. 控制饮食,加服二甲双胍
    E. 控制饮食,加服胰岛素

21. 患者,女性,60 岁。其有糖尿病病史半年,口服降糖药治疗 1 个月,血糖控制欠佳,改用胰岛素治疗 1 天,血糖控制可,但见视力模糊。考虑及处理为
    A. 糖尿病视网膜病变;加用改善微血管病变的治疗
    B. 糖尿病视网膜病变;强化胰岛素治疗使血糖达标
    C. 胰岛素的副作用;继续原治疗方案可自然恢复
    D. 胰岛素过敏;立即停用胰岛素
    E. 胰岛素过量,出现低血糖反应;胰岛素减量

22. 糖尿病患者,65 岁,昏迷 1 天入院。血压 80/50mmHg,血糖 16mmol/L,血钠 155mmol/L,尿糖(++++),酮体(+++)。治疗方案是
    A. 应用小剂量胰岛素及低渗盐水静脉滴注
    B. 应用小剂量胰岛素及等渗盐水静脉滴注
    C. 应用大剂量胰岛素及等渗盐水静脉滴注
    D. 应用氢氯噻嗪排钠
    E. 快速补碱

23. 张某,女,69 岁。诊断为脑血栓形成,现症见突然昏仆,不省人事,牙关紧闭,口噤不开,四肢欠温,舌淡苔白腻,脉沉。其中医治法是
    A. 通腑泄热,化痰理气
    B. 清热化痰,醒神开窍
    C. 辛温开窍,豁痰息风
    D. 清热泻火,通络化痰
    E. 活血通络,化痰开窍

24. 患者,男,60 岁。既往有高脂血症病史 10 年。症见突发眩晕、呕吐,共济失调,继而昏迷,高热。查体示眼球固定,瞳孔缩小。其可能的诊断是
    A. 大脑中动脉闭塞
    B. 大脑后动脉闭塞
    C. 椎－基底动脉闭塞
    D. 大脑前动脉闭塞
    E. 小脑后动脉闭塞

25. 患者,女,30 岁。胸闷胸痛,心悸怔忡,时有微热,咽干口渴,烦热不安,肌肤可见红斑皮疹,舌红苔厚腻,脉滑数,偶有结代。其中医证型是
    A. 瘀热痹阻证
    B. 气血两亏证
    C. 阴虚内热证
    D. 瘀热伤肝证
    E. 热郁积饮证

26. 患者,女,60 岁。主因咳嗽伴咳大量铁锈色痰入院,入院后经抗感染、止咳化痰等治疗症状无明显好转。近日病情突然加重。现症见喘促气急,张口抬肩,不能平卧,高热烦渴,面唇发绀,舌红绛苔薄白,脉洪数。其中医证型是
    A. 痰热阻肺证
    B. 气阴两虚证
    C. 心肾阳虚证
    D. 热毒袭肺证
    E. 外感风热证

27. 患者低热,关节灼热疼痛,形寒肢凉,阴雨天疼痛加重,得温则舒,舌质红苔白,脉弦数。其中医证型是
    A. 湿热痹阻证
    B. 寒热错杂证
    C. 阴虚内热证
    D. 脾胃虚弱证
    E. 肝肾不足证

28. 患者,女,24 岁。发现尿蛋白 3 年,曾有双膝关节、双腕关节等大关节疼痛病史。目前为了进一步明确诊断,最需要做的检查是
    A. 肾功能检查
    B. 抗"O"检查
    C. 类风湿因子检查
    D. 血沉检查
    E. 抗核抗体谱检查

29. 患者,女,23 岁。其面部出现蝶形红斑,高热,不恶寒,满面红赤,皮肤红斑鲜红,咽干,口渴喜冷饮,尿赤而少,关节疼痛,舌红绛苔黄,脉滑数。其中医治法是
    A. 清心开窍,解毒化瘀
    B. 清热祛风,通络止痛
    C. 清热凉血,活血散瘀
    D. 养阴清热,活血化瘀

E. 清热解毒,凉血化斑

30. 患者,女,55 岁。形体消瘦,关节变形,肌肉萎缩,筋脉拘急,腰膝酸软无力,眩晕,心悸气短,指甲淡白,舌淡苔薄,脉细弱。诊断为类风湿关节炎。治疗首选的方剂是
A. 独活寄生汤
B. 四妙丸
C. 羌活胜湿汤
D. 川芎茶调散
E. 防风通圣散

31. 患者,女性,24 岁。其因羊水栓塞致急性呼吸窘迫综合征,行机械通气治疗,血压不稳定,尿少。当 FiO_2 为 80% 时 PaO_2 为 80mmHg。为进一步改善肺部气体交换,拟增加 PEEP,但又担心加重循环负担、影响心输出量,因此,需要行血流动力学监测。选择下列哪种方法最有价值
A. 中心静脉压测定
B. 核素技术
C. 心脏超声技术
D. 重复呼吸法心输出量测定
E. 飘浮导管检测心输出量

32. 患者,女性,43 岁。主因上腹疼痛,恶心、呕吐 1 天半就诊。诊断为急性坏死性胰腺炎。急诊手术后出现进行性呼吸困难和顽固的低氧血症,采用面罩吸氧,氧流量为 8L/分,PaO_2 48mmHg。抢救应首先采用
A. 人工膜肺
B. 高压氧舱
C. 高频通气
D. 机械通气,应用 PEEP
E. 机械通气,应用反比呼吸

33. 患者,女,28 岁。尿频、尿急、尿痛 3 天,现小便频数,灼热刺痛,色黄赤,小腹拘急胀痛,腰痛拒按,恶寒发热,口苦,大便秘结,舌质红苔薄黄腻,脉滑数。治疗首选的方剂是
A. 龙胆泻肝汤
B. 八正散
C. 石韦散
D. 导赤散
E. 小蓟饮子

34. 患者,女,29 岁。劳累时心悸、胸骨后疼痛 1 年。查体可闻及主动脉瓣区收缩期粗糙的喷射性杂音,主动脉瓣区第 2 心音减弱。X 线检查示:左室扩大和升主动脉扩张。应首先考虑的诊断是
A. 冠心病心绞痛
B. 非梗阻性肥厚型心肌病
C. 主动脉瓣狭窄
D. 主动脉瓣关闭不全
E. 高血压性心脏病

35. 患者,男,因头痛、抽搐、昏迷送来急诊。实验室检查:空腹血糖 5.4mmol/L,血浆渗透压 350mOsm/(kg·H_2O),血钠 158mmol/L。心电图、脑电图、CT 未见异常。应考虑的诊断是
A. 水中毒
B. 低钠血症
C. 高钾血症
D. 低钾血症
E. 高钠血症

36. 患者,男,30 岁。其发热、咳嗽 2 周,现已热退,但见胸闷心悸、口干心烦、失眠多梦、手足心热等症。查体:心率 110 次/分,律不齐,舌红少苔,脉细数。心电图:低电压,T 波低平,频发室性早搏。其治疗首选的方剂是
A. 银翘散
B. 葛根芩连汤
C. 天王补心丹

D. 炙甘草汤合生脉散

E. 参附养荣汤

C. 归脾汤

D. 补中益气汤

E. 人参养荣汤

37. 患者,男,36 岁。其服吲哚美辛数片后觉
上腹痛,今晨呕咖啡样胃内容物 400mL。
既往无胃病史。首选的检查是

A. 血清胃泌素测定

B. B 型超声检查

C. X 线胃肠钡餐检查

D. 急诊胃镜检查

E. 胃液分析

41. 李某,女,28 岁。既往有精神分裂症病史。
因怀疑有人谋害她,自服敌敌畏 15mL,家
人发现后急送医院。如果是敌敌畏中毒,
下列体征不应该出现的是

A. 流涎、多汗等腺体分泌亢进表现

B. 瞳孔缩小,肺部湿啰音

C. 面部肌肉抽动

D. 口眼㖞斜

E. 心律失常

38. 患者,61 岁。既往有冠心病病史 5 年。3
天前,该患者发生急性心肌梗死,现双肺可
闻及大量细湿啰音。可以使用的药物不
包括

A. 呋塞米

B. 卡托普利

C. 美托洛尔

D. 毛花苷 C

E. 硝酸甘油

42. 患者,男,65 岁。其患慢性肺源性心脏病
20 年。现症见呼吸浅短难续,声低气怯,
倚息不能平卧,咳嗽,痰白清稀如沫,胸闷,
心慌形寒,汗出,舌淡,脉沉细微无力。其
中医治法是

A. 健脾益肺,化痰降气

B. 清肺化痰,降逆平喘

C. 补肺纳肾,降气平喘

D. 益气活血,止咳化痰

E. 宣肺化痰,降逆止咳

39. 系统性红斑狼疮患者,症见手足瘀点累累,
斑疹斑块暗红,两手白紫相继,两腿青斑如
网,脱发,口糜,月经愆期,烦躁多怒,舌光
红剥苔薄,脉涩数。中医治法为

A. 疏肝清热,凉血活血

B. 理气消积,凉血活血

C. 化痰除痞,理气消积

D. 清热凉血,活血散瘀

E. 疏肝理气,健脾燥湿

43. 肾病综合征患者症见浮肿明显,肌肤绷急,
腹大胀满,胸闷烦热,口苦,口干,大便干
结,小便短赤,舌红苔黄腻,脉沉数。其中
医治法是

A. 散风清热,宣肺行水

B. 疏风散寒,宣肺行水

C. 清热利湿,利水消肿

D. 清热解毒,利湿消肿

E. 健脾化湿,通阳利水

40. 患者,男,36 岁。其患特发性血小板减少
性紫癜,皮肤色暗,紫癜散在出现,时起时
消,反复发作,过劳则加重,食欲不振,面色
萎黄,舌质淡苔白,脉弱。治疗首选的
方剂是

A. 六君子汤

B. 当归活血汤

44. 患者,男,52 岁。右上腹疼痛 2 个月右,右
胁胀满,面色萎黄不荣,口苦咽干,小便黄
赤,大便干黑,舌暗有瘀斑苔薄白,脉弦涩。
甲胎蛋白 510μg/L。B 超示右肝占位性病

变,直径5cm。其中医证型是

A. 热毒伤阴证

B. 湿热瘀毒证

C. 气滞血瘀证

D. 水湿内停证

E. 肝脾瘀血证

45. 患者,女,58岁。诊断为脑出血。现症见:半身不遂,舌强,言语不利,口眼㖞斜,偏身麻木,口黏痰多,腹胀便秘,头晕目眩,舌红苔黄腻,脉弦滑。其中医治疗首选方剂是

A. 天麻钩藤饮

B. 真方白丸子

C. 星蒌承气汤

D. 镇肝息风汤

E. 血府逐瘀汤

46. 癫痫患者,发则突然跌仆,神志不清,抽搐吐涎,双目发呆,茫然若有所失,谈话中断,持物落地,舌质红苔白腻,脉弦滑。治疗首选的方剂是

A. 醒脾汤

B. 黄连温胆汤

C. 龙胆泻肝汤合涤痰汤

D. 左归丸

E. 定痫丸

47. 类风湿关节炎缓解期患者,伴见脉管炎,皮肤灼热,口渴欲饮,舌质红苔薄黄,脉滑数。为加强清热解毒作用,应辨证使用身痛逐瘀汤加用下列方剂中的

A. 四妙勇安汤

B. 白虎汤

C. 桂枝芍药知母汤

D. 四妙散

E. 三仁汤

48. 患者,女,33岁。其患系统性红斑狼疮5年,一直服用药物治疗。最近,患者诉视力下降,可能因为服用了

A. 阿司匹林

B. 吲哚美辛

C. 抗疟药

D. 布洛芬

E. 地塞米松

49. 患者,女,78岁。诊断为帕金森病。现症见肢体震颤,程度较重,颈项僵直,气短乏力,头晕眼花,自汗,口角流涎,舌胖,有齿痕,舌质暗淡,苔薄白,脉细无力。其中医辨证是

A. 气血两虚证

B. 肝肾阴虚证

C. 风痰阻络证

D. 血瘀动风证

E. 阴阳两虚证

50. 患者,女,患系统性红斑狼疮3年,近1周病情加重,出现面部浮肿,全身灼热,肢厥,神昏谵语,痰壅气粗,舌蹇,舌绛,脉细数。辨证为

A. 气血两亏证

B. 气虚水停证

C. 痰瘀互阻证

D. 风痰阻络证

E. 脑虚瘀热证

二、A3/A4型题

答题说明

以下提供若干个案例,每个案例下设若干考题。请根据各考题题干所提供的信息,在每题下面的A、B、C、D、E五个备选答案中选择一个最佳答案。

（51～53题共用题干）

患者，男性，63岁。心悸乏力，气短，偶有晕厥，伴有汗出倦怠，面色苍白，形寒肢冷，舌质淡苔白，脉沉迟。心电图显示：窦性P波，P—P间期规则，P波与QRS波无关系，P波频率88次/分，QRS波40次/分。

51.其最可能的诊断是

  A.病窦综合征

  B.三度房室传导阻滞

  C.二度Ⅰ型房室传导阻滞

  D.窦房传导阻滞

  E.窦性停搏

52.其中医治法是

  A.温补心阳，通脉定悸

  B.温补心肾，温阳利水

  C.益气养阴，养心通脉

  D.理气化痰，宁心通脉

  E.活血化瘀，理气通络

53.西医治疗最为恰当的是

  A.静点异丙肾上腺素

  B.静推阿托品

  C.植入人工心脏起搏器

  D.氢化可的松静点

  E.硝酸甘油静点

（54～56题共用题干）

王某，男性，70岁。其患高血压病30余年，未系统诊治，近几日患者心悸，气短，倦怠乏力，面色苍白，动辄汗出，头晕，面颧暗红，夜寐不安，口干，舌质红苔薄白，脉细数无力。

54.其最可能的诊断是

  A.急性心力衰竭

  B.慢性心力衰竭

  C.肺心病

  D.扩张型心肌病

  E.急性前壁心肌梗死

55.其中医证型是

  A.阳虚喘脱证

  B.饮凌心肺证

  C.痰浊壅肺证

  D.气阴亏虚证

  E.心肺气虚证

56.首选方剂为

  A.三子养亲汤合真武汤加减

  B.参附龙牡汤加味

  C.生脉散合酸枣仁汤加味

  D.人参养荣汤合桃红四物汤加减

  E.真武汤加减

（57～61题共用题干）

患者，女性，40岁。诉发作性心悸1年，近2个月来发作次数频繁，胸闷烦躁，失眠多梦，口干口苦，大便秘结，舌质红舌苔黄腻，脉弦滑。今日患者突发心悸来院就诊。血压90/60mmHg。心电图：心率为160次/分，QRS波规则，逆行P波出现在QRS波之后。

57.其最有可能的诊断为

  A.心房扑动

  B.快速房颤

  C.室上性心动过速

  D.室性心动过速

  E.窦性心动过速

58.其中医证型是

  A.心神不宁证

  B.痰火扰心证

  C.心脉瘀阻证

  D.气阴两虚证

  E.心阳不振证

59.其中医治法是

  A.清热化痰，宁心安神

  B.活血化瘀，理气通络

  C.温补心阳，安神定悸

  D.滋阴清火，养心安神

  E.补血养心，益气安神

60.患者入院后出现神志恍惚，气粗息涌，喉间痰鸣，口唇、舌质暗苔厚腻，脉沉实。其中医治法是

  A.益气救阴

B. 豁痰开窍醒神

C. 回阳固脱

D. 活血化瘀

E. 温补心肾

61. 若患者住院期间,心悸反复发作,发作时间延长,血压明显降低,药物治疗无效,处理最为理想的是

    A. 安装抗过速起搏器

    B. 射频消融治疗

    C. 手术切割治疗

    D. 行换瓣手术

    E. 行球囊扩张治疗

(62~63 题共用题干)

患者,女性,32 岁。既往有 1 型糖尿病病史 15 年。1 年来,间断眼睑及双下肢水肿,血压 160/90mmHg,尿蛋白(+),尿糖(+ +)。

62. 患者最可能诊断为

    A. 慢性肾小球肾炎

    B. 肾动脉硬化

    C. 慢性肾盂肾炎

    D. 狼疮性肾炎

    E. 糖尿病肾病

63. 该患者尿白蛋白排泄率为 190μg/min。下列说法正确的是

    A. 患者为糖尿病早期肾病

    B. 患者为糖尿病晚期肾病

    C. 患者 24 小时尿白蛋白可能大于 300mg

    D. 患者 24 小时尿蛋白可能大于 0.5g

    E. 患者肾小球滤过率下降

(64~66 题共用题干)

患者,男性,67 岁,身高 170cm,体重 70kg。既往有糖尿病病史 3 年。患者采用饮食控制结合口服格列本脲治疗,血糖控制可。近 1 个月来血糖控制欠佳,空腹血糖 5.9mmol/L,餐后血糖 16mmol/L。

64. 最可能的原因是

    A. 平时未用双胍类药物治疗

B. 平时未用磺脲类降糖药物治疗

C. 平时未用胰岛素治疗

D. 磺脲类药物继发性治疗失效

E. 磺脲类药物原发性治疗失效

65. 应该采用的措施是

    A. 改用双胍类药物治疗

    B. 改用饮食控制

    C. 改用胰岛素治疗

    D. 改用噻唑烷二酮类药物治疗

    E. 改用葡萄糖苷酶抑制剂治疗

66. 如尿蛋白(+ +),血清肌酐 146μmol/L,则不应选择

    A. 双胍类药物

    B. 非磺脲类促泌剂

    C. 胰岛素

    D. 噻唑烷二酮类

    E. 葡萄糖苷酶抑制剂

(67~68 题共用题干)

患者,男性,65 岁。高热 3 天,昏迷 1 天。尿酮体(−);血糖 38mmol/L,血钠 155mmol/L,血浆渗透压 340mOms/(kg·H$_2$O),尿素氮 13.5mmol/L。

67. 最可能的诊断为

    A. 酮症酸中毒昏迷

    B. 高渗性非酮症昏迷

    C. 乳酸酸中毒

    D. 脑梗死

    E. 低血糖昏迷

68. 针对此患者,以下治疗原则正确的是

    A. 积极补液,以补充大量低渗液为主,纠正脱水

    B. 及时使用胰岛素,至血糖降至 13.9mmol/L,改输 5% 葡萄糖、胰岛素

    C. 积极补碱,尽快纠正酸中毒

    D. 严密观察血钠,防治高血钠

    E. 查找感染灶,并积极治疗

(69～71 题共用题干)

患者,女,20 岁。月经过多,贫血 2 个月低热,皮肤出血点 1 周,白细胞计数 26×10^9/L,血涂片可见原始和早幼细胞,骨髓象示有核细胞显著增高。

69. 本病最可能的诊断是
    A. 再生障碍性贫血
    B. 骨髓增生异常综合征
    C. 急性白血病
    D. 巨幼细胞性贫血
    E. 缺铁性贫血

70. 下列疾病中,不需与本病相鉴别的是
    A. 海洋性贫血
    B. 急性颗粒细胞缺乏症
    C. 某些感染引起的白细胞异常
    D. 骨髓增生异常综合征
    E. 巨幼红细胞性贫血

71. 该病如不经特殊治疗,其平均生存期为
    A. 2 年左右
    B. 1 个月左右
    C. 3 个月左右
    D. 6 个月左右
    E. 1 年左右

(72～74 题共用题干)

患者,男,41 岁。上腹疼痛 7 小时。伴发热,体温 38.5℃,频繁呕吐。查体:上腹部肌紧张,压痛,无移动性浊音。血白细胞 15×10^9/L。X 线检查示膈下未见游离气体。

72. 为明确诊断,急需检查的项目是
    A. 血淀粉酶
    B. 血常规
    C. 血清脂肪酶
    D. 尿淀粉酶
    E. 尿常规

73. 最可能的诊断是
    A. 急性心肌梗死
    B. 急性胰腺炎
    C. 胆石症

D. 胃溃疡穿孔
E. 肠梗阻

74. 治疗的基本措施是
    A. 急诊手术
    B. 禁食和胃肠减压
    C. 腹腔穿刺引流
    D. 腹腔镜切除胆囊
    E. 应用大量广谱抗生素

(75～77 题共用题干)

患者,男,47 岁。有高血压病病史,昨日田间劳动后剧烈头痛,恶心呕吐,伴有肢体活动功能障碍。

75. 本病拟诊为蛛网膜下腔出血,其最可靠的依据是
    A. 剧烈头痛
    B. 抽搐
    C. 均匀血性脑脊液
    D. 恶心、呕吐
    E. 短暂意识不清

76. 关于本病的治疗原则,说法不正确的是
    A. 祛除引起出血的病因
    B. 预防复发
    C. 防治继发性血管痉挛
    D. 可适当活动,以促进血肿的吸收
    E. 制止继续出血

77. 本病最常见的原因是
    A. 脑血管畸形
    B. 先天性颅内动脉瘤
    C. 高血压动脉硬化
    D. 动脉炎
    E. 烟雾病

(78～80 题共用题干)

患者,女,25 岁。既往健康,突然咯血约 500mL。查体:心肺未见异常。X 线胸片示双肺下野纹理增粗。

78. 为明确诊断,可进一步做的检查是
    A. 胸 CT

B. 肺功能测定

C. 痰细菌培养 + 药敏

D. 痰抗酸杆菌涂片

E. 纤维支气管镜检查

79. 目前治疗的关键是

A. 保持呼吸道通畅

B. 应用垂体后叶素

C. 高效广谱抗生素

D. 尽快做胸 CT 明确出血部位

E. 纤维支气管镜直视下止血

80. 首先应考虑的诊断是

A. 急性支气管炎

B. 支气管扩张症

C. 支气管内膜结核

D. 支气管肺癌

E. 急性肺梗死

(81 ~ 82 题共用题干)

患者,男,56 岁。确诊高血压病 6 年,用药不规律,近 1 年 6 次出现心前区压迫感,多在饱餐后发生,24 小时前因情绪激动,突然感觉头痛、心悸、恶心、呕吐,并逐渐加重,出现烦躁,视物模糊。查体:脉搏 100 次/分,呼吸 18 次/分,血压 220/110mmHg。

81. 患者最可能的诊断是

A. 高血压脑病

B. 高血压病 II 期

C. 高血压危象

D. 老年人高血压

E. 恶性高血压

82. 患者最重要的治疗是

A. 应用镇静剂

B. 卧床休息,应用利尿剂

C. 迅速降低血压

D. 降低颅压

E. 迅速吸氧

(83 ~ 84 题共用题干)

患者,女,41 岁。1 年前患肾盂肾炎,自此

以后出现乏力、腰痛、食欲不振伴低热等症状,此次因长期低热,腰痛就诊。查体:体温 37.7℃。肾 X 线示肾外形凹凸不平且两肾大小不等。

83. 本病最可能的诊断是

A. 慢性肾盂肾炎

B. 急性肾炎

C. 急进性肾小球肾炎

D. 急性肾盂肾炎

E. 慢性肾炎

84. 该患者的治疗疗程一般为

A. 2 ~ 4 个月

B. 4 ~ 8 周

C. 2 ~ 4 周

D. 1 ~ 2 周

E. 8 ~ 12 周

(85 ~ 87 题共用题干)

患者,男,55 岁。其胸痛反复发作 3 年。现症见胸部刺痛,痛无定时,夜间尤甚,持续 3 分钟左右,病处固定,情绪波动后加重,时有心悸,舌质紫暗,脉象沉涩,心电图见 ST 段水平下降 ≥0.05mV,T 波低平。

85. 其最可能的诊断是

A. 肺癌

B. 支气管扩张

C. 心肌梗死

D. 不稳定型心绞痛

E. 肺结核

86. 其中医治法是

A. 通阳泄浊,豁痰开痹

B. 活血化瘀,通脉止痛

C. 益气活血,通脉止痛

D. 滋阴益肾,养心安神

E. 益气壮阳,温络止痛

87. 治疗首选的方剂是

A. 补阳还五汤

B. 真武汤

C. 左归丸

D. 血府逐瘀汤

E. 右归丸

(88～90题共用题干)

张某,泄泻 20 余年,诊为溃疡性结肠炎。其稍进油腻或生冷之品则大便次数增多,水谷不化,脘腹胀闷不舒,面色萎黄,肢倦乏力,纳食减少,舌淡苔白,脉细弱。

88. 其中医证型是

A. 湿热内蕴证

B. 脾胃虚弱证

C. 脾肾阳虚证

D. 肝郁脾虚证

E. 阴血亏虚证

89. 其中医治法是

A. 清热利湿

B. 健脾利湿

C. 疏肝健脾

D. 健脾温肾

E. 滋阴养血

90. 治疗首选的方剂是

A. 白头翁汤

B. 参苓白术散

C. 胃苓汤

D. 痛泻要方

E. 驻车丸

(91～95题共用题干)

患者,女,78 岁。其于 10 小时前自觉左手不能持物,伴左下肢不能行走,5 小时前好转。现症见左侧肢体无力,气短声低,舌质暗淡有瘀点苔白,脉沉细无力。

91. 其病证结合的诊断是

A. 脑血栓形成,痰瘀互结证

B. 脑梗死,痰瘀互结证

C. 短暂性脑缺血发作,气虚血瘀证

D. 脑出血,气虚血瘀证

E. 蛛网膜下腔出血,气虚血瘀证

92. 其中医治法是

A. 补气养血,活血通络

B. 补益心脾,养血通络

C. 补益肝脾,养血通络

D. 补益心脾,活血通络

E. 补肝益肾,活血通络

93. 其首选治疗方剂是

A. 血府逐瘀汤

B. 少腹逐瘀汤

C. 膈下逐瘀汤

D. 补阳还五汤

E. 桃红四物汤

94. 若患者出现上肢不遂加重,则应加的中药是

A. 桂枝、白术

B. 桂枝、羌活

C. 桂枝、桑枝

D. 桂枝、茯苓

E. 秦艽、独活

95. 若患者出现下肢不遂,则应加的中药是

A. 续断、牛膝

B. 独活、羌活

C. 牛膝、独活

D. 续断、杜仲

E. 牛膝、羌活

(96～100题共用题干)

患者,男,67 岁。既往有慢性肾炎病史 12 年。半月前,其肺部感染后出现明显身体不适,恶心、呕吐、头痛,自昨日起出现神志不清、谵妄、惊厥、抽搐等。家人送来就诊。现症见头痛,头晕,手足蠕动,筋惕肉瞤,抽搐痉厥。实验室检查:血肌酐 1126μmol/L,尿素氮 41.2mmol/L,血钾 6.4mmol/L,二氧化碳结合力 15.6mmol/L。

96. 其最可能的诊断是

A. 急性肾衰竭

B. 慢性肾衰竭氮质血症期

C. 慢性肾衰竭肾衰竭期

D. 慢性肾衰竭尿毒症期

E. 脑出血

97. 其中医证型是
    A. 血瘀证
    B. 肝风证
    C. 水气证
    D. 湿热证
    E. 湿浊证

98. 治疗应首选的措施是
    A. 镇静止抽
    B. 腹膜透析
    C. 血液透析
    D. 肾移植
    E. 药物灌肠

99. 入院后,患者经治疗病情逐渐平稳,表现为倦怠乏力,气短懒言,纳呆腹胀,腰酸膝软,大便溏薄,口淡不渴,舌淡有齿痕苔白,脉象沉细。其中医治法为
    A. 补气健脾益肾
    B. 温补脾肾
    C. 益气固脱
    D. 利水消肿
    E. 滋阴潜阳

100. 若患者出现贫血,实验室检查血红蛋白62g/L。治疗应首选的措施是
    A. 补铁
    B. 注射红细胞生成素
    C. 补充维生素
    D. 输血
    E. 口服叶酸

参 考 答 案

基 础 知 识

1. C	2. D	3. D	4. C	5. B	6. A	7. D	8. D	9. A	10. E
11. E	12. B	13. D	14. C	15. B	16. E	17. A	18. A	19. B	20. C
21. C	22. A	23. C	24. A	25. C	26. E	27. A	28. B	29. D	30. E
31. B	32. B	33. C	34. A	35. E	36. A	37. D	38. A	39. D	40. B
41. D	42. E	43. B	44. E	45. C	46. A	47. A	48. E	49. A	50. B
51. C	52. E	53. A	54. A	55. A	56. E	57. A	58. E	59. D	60. A
61. B	62. C	63. A	64. D	65. A	66. C	67. B	68. A	69. C	70. E
71. E	72. A	73. A	74. D	75. D	76. A	77. A	78. C	79. A	80. E
81. C	82. B	83. B	84. C	85. B	86. A	87. B	88. D	89. D	90. B
91. E	92. D	93. A	94. B	95. A	96. B	97. D	98. D	99. D	100. C

相 关 专 业 知 识

1. D	2. E	3. B	4. B	5. B	6. B	7. C	8. E	9. B	10. D
11. A	12. A	13. E	14. C	15. D	16. E	17. E	18. A	19. C	20. E
21. D	22. E	23. D	24. A	25. C	26. B	27. E	28. B	29. B	30. B
31. E	32. E	33. B	34. E	35. E	36. B	37. D	38. B	39. D	40. C
41. A	42. A	43. B	44. C	45. C	46. A	47. A	48. C	49. D	50. A
51. A	52. D	53. D	54. E	55. A	56. B	57. E	58. D	59. A	60. D
61. D	62. C	63. C	64. E	65. A	66. C	67. B	68. C	69. C	70. D
71. B	72. A	73. A	74. E	75. B	76. B	77. B	78. C	79. C	80. B
81. A	82. C	83. E	84. B	85. D	86. B	87. C	88. C	89. E	90. D
91. B	92. A	93. A	94. D	95. A	96. C	97. C	98. B	99. C	100. B

专 业 知 识

1. A	2. A	3. C	4. D	5. D	6. A	7. D	8. A	9. D	10. C
11. B	12. C	13. B	14. E	15. A	16. B	17. E	18. A	19. C	20. D
21. C	22. C	23. E	24. A	25. E	26. A	27. B	28. C	29. C	30. A
31. B	32. E	33. A	34. A	35. E	36. C	37. E	38. E	39. A	40. B
41. C	42. A	43. B	44. D	45. C	46. D	47. C	48. E	49. D	50. D
51. D	52. E	53. D	54. A	55. C	56. D	57. C	58. A	59. E	60. D
61. C	62. B	63. B	64. E	65. B	66. A	67. A	68. A	69. A	70. E
71. B	72. E	73. C	74. D	75. A	76. C	77. B	78. E	79. A	80. A
81. C	82. B	83. A	84. A	85. B	86. B	87. B	88. B	89. A	90. A
91. C	92. E	93. B	94. A	95. C	96. C	97. D	98. B	99. D	100. A

专业实践能力

1. B	2. B	3. B	4. C	5. D	6. C	7. E	8. A	9. D	10. B
11. B	12. D	13. D	14. C	15. A	16. E	17. D	18. B	19. D	20. D
21. C	22. B	23. C	24. C	25. E	26. D	27. B	28. E	29. E	30. A
31. E	32. D	33. B	34. C	35. E	36. C	37. D	38. C	39. D	40. C
41. D	42. C	43. C	44. B	45. C	46. E	47. A	48. C	49. A	50. E
51. B	52. A	53. C	54. B	55. D	56. C	57. C	58. B	59. A	60. B
61. B	62. E	63. A	64. D	65. E	66. A	67. B	68. E	69. C	70. A
71. C	72. A	73. B	74. B	75. B	76. C	77. B	78. A	79. A	80. A
81. C	82. C	83. A	84. C	85. D	86. B	87. D	88. B	89. B	90. B
91. C	92. A	93. D	94. C	95. A	96. D	97. B	98. C	99. A	100. B